# 《黄帝内经》刺筋疗法

李平华　孟祥俊　著

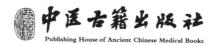

中医古籍出版社

Publishing House of Ancient Chinese Medical Books

**图书在版编目（CIP）数据**

《黄帝内经》刺筋疗法 / 李平华，孟祥俊著 . —北京：中医古籍出版社，
2022.1

ISBN 978-7-5152-2379-7

Ⅰ.①黄… Ⅱ.①李…②孟… Ⅲ.①经筋－穴位疗法 Ⅳ.①R245.9

中国版本图书馆 CIP 数据核字（2021）第 268125 号

**《黄帝内经》刺筋疗法**

李平华 孟祥俊 著

| | | |
|---|---|---|
| 责任编辑 | 刘婷 | |
| 封面设计 | 韩博玥 | |
| 出版发行 | 中医古籍出版社 | |
| 社　　址 | 北京市东城区东直门内南小街 16 号（100700） | |
| 电　　话 | 010-64089446（总编室）010-64002949（发行部） | |
| 网　　址 | www.zhongyiguji.com.cn | |
| 印　　刷 | 廊坊市鸿煊印刷有限公司 | |
| 开　　本 | 710mm×1000mm　1/16 | |
| 印　　张 | 14.5 | |
| 字　　数 | 200 千字 | |
| 版　　次 | 2022 年 1 月第 1 版　2022 年 1 月第 1 次印刷 | |
| 书　　号 | ISBN 978-7-5152-2379-7 | |
| 定　　价 | 58.00 元 | |

# 作 者 简 介

李平华，男，汉族，1963 年 9 月生，山东省巨野县人，主任医师，第九届山东省政协委员。从事针灸治疗、研究 30 余年，为小周天疗法、五体针刺疗法、腧穴筋膜扩张疗法的发明人之一，系统完善了缪刺疗法，运用针灸、内经九针、小针刀、浮针、头针、火针等治疗颈肩腰腿痛等疗效显著，编撰出版了《针灸腧穴疗法》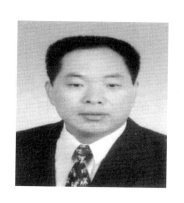《黄帝内经九针疗法》《内经针法——五体针刺疗法》《内经针法——刺络放血》《黄帝内经刺骨疗法》《〈黄帝内经〉刺皮疗法》《黄帝内经针刺疗法》《归经中药学》《小周天微铍针疗法》《腧穴筋膜扩张疗法》《肩周炎》《腰椎间盘突出症的非手术疗法》《颈椎病》《增生性膝关节炎的非手术疗法》《保守疗法治疗股骨头缺血坏死症》《面瘫的非手术疗法》《强直性脊柱炎的中医特色疗法》等专著，在省级以上学术刊物发表论文 30 余篇。1992—1993 年作为中医专家赴俄罗斯坐诊。

扫码与作者交流

# 作 者 简 介

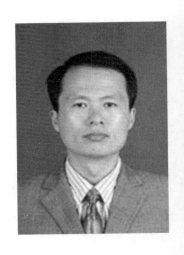

　　孟祥俊，男，1970年6月生，河北省威县人，副主任医师，出身中医世家，毕业于山东医科大学，曾在山东省医学科学院工作，现任北京灵枢九针医学研究院院长、中华针刀医师学会常务理事，中华疼痛康复学会常务理事，河北省针刀医学会副秘书长，著名内经九针专家，致力于针法的研究，为小周天疗法、五体针刺疗法、腧穴筋膜扩张疗法的发明人之一，从事骨伤疼痛、内科杂病治疗、研究20余年，运用内经九针、意象针灸、小针刀、埋线、火针、皮下针等治疗疑难杂症。在国家级医学刊物发表论文20余篇，编著出版了《〈黄帝内经〉刺皮疗法》《黄帝内经九针疗法》《内经针法——五体针刺疗法》《内经针法——刺络放血》《黄帝内经刺骨疗法》《黄帝内经针刺疗法》《小周天微铍针疗法》《腧穴筋膜扩张疗法》《颈椎病》《保守疗法治疗股骨头缺血坏死症》《强直性脊柱炎的中医特色疗法》《现代骨关节病诊疗学》《灵枢九针治疗慢性疼痛的研究与临床》等专著。

扫码与作者交流

# 前　　言

　　筋为五体之一，与脏腑、经脉等有着密切联系，筋位于皮内、骨外，与肉直接相连，脉行筋肉分间，筋有重要功能，《素问·痿论第四十四》："宗筋主束骨而利机关也。"《灵枢·经脉第十》曰："筋为刚。"筋是临床主要的针刺组织结构，《素问·针解第五十四》曰："四针筋。"《黄帝内经》（以下简称《内经》）对包括刺筋等刺法进行了总结，取得了"效之信，若风之吹云"的效果，但现在刺筋方法疗效差得多，"言不可治者，未得其术也。"学习、掌握《内经》刺筋方法，是临床医生的追求，但由于年代久远，语言深奥，学习较为困难，运用受到很大限制，制约了针刺效果。

　　我们反复研读、学习《内经》原著，并结合各家研究成果，尽量挖掘、还原内经刺筋原貌，刺筋有恢刺、关刺、燔针劫刺、巨刺等专用刺法，并注重与临床的结合，虽然没有达到"效之信，若风之吹云"，也取得了较好的治疗效果，解决了一些疑难病症，充分显示了古人博大的智慧和高超的医技，丰富了临床针刺方法，我们将获得了一些心得体会，进行了总结、归纳、提升，我们认为《内经》刺筋方法，至今仍具有很强的临床指导作用。

　　现在经络病证的病因病机仍沿用脏腑辨证的病因病机，我们以《内经》原著为主，对筋、经筋进行了初步尝试，论述每个病的筋、经筋的病因病机，使病因病机、诊断、治疗相一致，现在我们一并整理成书，形成了《黄帝内经刺筋疗法》，奉献给读者，以期抛砖引玉，引起同行的关注，共同学习、挖掘、提高，造福于人类社会。

　　本书是我们刺筋的初步总结，由于我们水平有限，学习《内经》还很肤浅，理解、运用肯定有不完善、不准确甚至错误之处，敬请广大读者、专家批评指正。

作者

2020 年 12 月

# 目　　录

# 第一章 总 论

刺筋疗法是运用圆利针等针具，针刺筋，并施以刺筋手法，调节筋、筋气，以治疗筋等病的针刺方法。筋位骨外皮内，与肉脉同行。刺筋疗法对其他四体、经脉、脏腑等也有调节作用，治疗其病证，为临床主要针刺疗法。

## 第一节 筋

### 一、筋

筋是联结肌肉、关节、骨的坚韧刚劲组织，《灵枢·经脉第十》曰："筋为刚。"是对关节周围等软组织的统称。筋为五体之一，分为大筋、小筋、宗筋、筋膜、经筋等，现代医学指肌腱、韧带、筋膜、滑膜、关节囊等。经筋是筋特殊类型，还有部分肉的功能。

《说文解字》曰："筋，肉之力也，从力从肉从竹。竹，物之多筋者，凡筋之属皆从筋。"是像竹一样能勒东西的有力之肉，筋具有刚、柔、无阴无阳、相互协调等特性。

#### （一）筋性为刚、柔

筋的特性柔与刚是矛盾的两个方面，都寄予筋中，也就是筋具有柔与刚两方面的特性，从而保证筋功能活动的正常。

### 1. 筋为刚

筋为刚指筋性刚劲坚韧有力，抗强力牵拉，有约束骨骼的功能，防止骨活动超出范围、幅度，是人体形态结构的生物之力维护者。《灵枢·经脉第十》曰："筋为刚。"刚也指筋相对肌肉来说应力强、强度大、硬度高。

### 2. 筋性柔

筋性柔是指筋具有柔软、柔和的特性，使筋运动灵活、灵敏、活动自如，《素问·五运行大论第六十七》曰："东方生风，风生木……在体为筋，在气为柔。"

### 3. 筋刚与柔的关系

柔是筋舒张状态下的特性，柔保证了筋使骨节活动柔软、柔和，筋失于柔则骨节僵硬、强直、痉挛、筋急、转筋、屈伸不能、俯仰不利，甚至反折等。刚是筋收缩状态下的特性，使筋刚劲有力，筋失于刚则痿软无力、不用、弛纵等。只有筋刚柔相济，舒缩有序，屈伸自如，才能发挥正常的生理功能。

也有人认为人体筋有刚柔筋的区分，刚筋都分布在四肢项背骨骼附近，活动量大，坚强而有力，可以约束四肢百骸；柔筋分布在胸腹头面，活动量小，柔而纤细，有相互维系的作用。手足三阳之筋行于外，外力损伤概率多，刚者较多；手足三阴之筋行于内，外力损伤概率少，柔者较多。明·张介宾："筋有刚柔，刚者所以束骨，柔者所以相维……如手足三阳行于外，其筋多刚，手足三阴行于内，其筋多柔。"

### （二）筋无阴无阳

筋无阴无阳是筋相对于经脉、经筋而言，没有表里、阴阳、内外、隶属等关系，各筋独立发挥各自功能，《灵枢·卫气失常第五十九》曰："筋部无阴无阳，无左无右，候病所在。"这里筋不包括经筋，经筋是特殊之筋，除具有刚、柔特性外，还有阴阳、内外、表里等关系。

## （三）筋相互协调

筋无阴无阳，各筋之间好像没有关系，但就整体而言，人体生物之力是一有机整体，筋的活动不是单一的，而是各筋之间的活动相互密切协调、配合，有协同、拮抗等关系，靠生物之力相维系，使筋及人体生物之力保持平衡，活动舒缩有序、屈伸自如，刺筋部位不只选取局部，也要考虑筋相互协调关系。

## 二、筋与脏腑的关系

筋与脏腑有着密切的关系，以肝为主，涉及脾、肾、肾、胆等。《素问·上古天真论第一》曰："今五脏皆衰，筋骨解堕，天癸尽矣。"

## （一）筋与肝

肝为刚脏，筋性坚韧刚强，其性相同，同气相求，筋与肝互有治疗作用。

### 1. 肝主筋

筋与肝五行都属木，关系最为密切，五脏与五体对应关系是肝主筋，《素问·宣明五气第二十三》曰："肝主筋。"《素问·痿论第四十四》曰："肝主身之筋膜。"

肝主筋是建立在肝生筋、肝养筋、肝充筋、肝藏筋、肝合筋等基础上，是通过肝生筋、肝养筋、肝充筋、肝藏筋、肝合筋等实现的，如《素问·五运行大论第六十七》曰："肝生筋，筋生心……在地为木，在体为筋，在气为柔，在脏为肝。"此为肝生筋。《素问·六节藏象论第九》曰："肝者，罢极之本，魂之居也；其华在爪，其充在筋，以生血气。"此为肝血充养筋。《素问·五常政大论第七十》曰："敷和之纪……其脏肝……其养筋。"此为肝滋养筋。《素问·平人气象论第十八》曰："脏真散于肝，肝藏筋膜之气也。"此为肝藏筋之精气。《灵枢·五色第四十九》曰："肝合筋。"《素问·五脏生成第十》曰："肝之合筋也，其荣爪也。"《素问·金匮真言论第四》曰："东方青色,入通于肝……是以知病之在筋也。"是肝合筋。肝生筋、肝养筋、肝充筋是肝血对筋的滋润、濡养、充养,供给筋以营养物质。肝藏筋、肝合筋是肝脏与五体之筋的对应关系,通过肝与筋多层次、多方面、多渠道的关系,增强了肝主筋的功能,密切了肝与筋的联系。

筋束骨,系于关节,维持正常的屈伸运动,须赖肝血的滋润、濡养,肝血充足则筋有所养,刚强有力,关节屈伸有力而灵活,发挥了肝主筋的功能,《素问·五脏生成第十》曰:"故人卧血归于肝……足受血而能步,掌受血而能握,指受血而能摄。"《素问·上古天真论第一》曰:"女子……四七筋骨坚……丈夫……三八肾气平均,筋骨劲强,故真牙生而长极。四八筋骨隆盛,四七,筋骨坚,发长极,身体盛壮。"

### 2. 肝虚致筋病

肝血虚、肝气不足则筋失于滋润、濡养,导致筋或紧张拘急、屈伸不利,或筋力疲惫、痿软无力等,出现相应筋的病证,《内经》给予了多角度论述,《素问·上古天真论第一》曰:"七八,肝气衰,筋不能动。"《素问·大奇论第四十八》:"肝脉小急,痫瘈筋挛。"《素问·五常政大论第七十》曰:"委和之纪……其动緛戾拘缓,其发惊骇,其脏肝。"《灵枢·经筋第十三》:"足厥阴之筋……其病足大指支内踝之前痛,内辅痛,阴股痛转筋,阴器不用。"

### 3. 邪袭肝致筋病

七情伤肝或邪气侵袭于肝,或肝内生邪气,由肝侵袭及筋,或引起肝的功能失常,肝血不足,筋失充养,都会导致筋的病变,《素问·皮部论第五十六》:"其留于筋骨之间,寒多则筋挛骨痛,热多则筋弛骨消,肉烁腘破,毛直而败。"《素问·痿论第四十四》曰:"肝气热,则胆泄口苦,筋膜干,筋膜干则筋急而挛,发为筋痿。……思想无穷,所愿不得,意淫于外,入房太甚,宗筋弛纵,发为筋痿,及为白淫。故《下经》曰:筋痿者,生于肝使内也。"《灵枢·经筋第十三》曰:"足厥阴之筋……伤于内则不起,伤于寒则阴缩入,伤于热则纵挺不收。"《灵枢·五邪第二十》曰:"邪在肝,则两胁中痛，寒中，恶血在内，行善掣，节时肿。"

肝属木，在季为春，在气为风，在体为筋，统称为肝系，肝系异常，产生病变，也会引起筋的异常及其症状，《素问·痹论第四十三》曰："以春遇此者为筋痹。"《素问·气交变大论第六十九》曰："肝木受邪。民病两胁下少腹痛，目赤痛，眦疡，耳无所闻。肃杀而甚，则体重烦冤，胸痛引背，两胁满且痛引少腹，上应太白星。甚则喘咳逆气，肩背痛，尻、阴、股、膝、髀、腨、胻、足皆病……木不及……其脏肝，其病内舍胠胁，外在关节。"《素问·金匮真言论第四》曰："东方青色，入通于肝，开窍于目，藏精于肝，其病发惊骇；其味酸，其类草木，其畜鸡，其谷麦，其应四时，上为岁星，是以春气在头也，其音角，其数八，是以知病之在筋也。"

### 4. 筋之病变，影响及肝

筋虽然关节处较多，但全身各处皆有存在，浅筋膜位于皮肤与肌肉之间，分布全身体表，微筋膜位于小神经、血管，甚至细胞表面，可以说筋在身体无处不在、无处不有，起着联结骨节、组织、细胞，形成一体，有维系协调、支配运动等作用，筋的功能正常，则刚强有力，肝等功能正常，机体运动灵活协调，伸缩有序，筋的功能异常，或外邪侵袭于筋，则筋痿软无力、活动失调，然后内传肝等相应的脏腑、组织，而产生肝等相应的病变，《素问·刺要论第五十》曰："刺脉无伤筋，筋伤则内动肝，肝动则春病热而筋弛。"《素问·痹论第四十三》曰："五脏皆有合，病久而不去者，内舍于其合也……筋痹不已，复感于邪，内舍于肝。"《素问·皮部论第五十六》曰："邪……留于筋骨之间，寒多则筋挛骨痛，热多则筋弛骨消，肉烁䐃破，毛直而败。"

### 5. 筋可治疗肝、肝系病变

筋对应于肝，针刺筋可疏通肝气郁滞、调节肝的功能活动，用以治疗肝的病证，《灵枢·官针第七》曰："关刺者，直刺左右尽筋上，以取筋痹，慎无出血，此肝之应也。"刺筋不单指肝本身烦闷、胁痛等病证，而是包括肝所主的组织、器官等病证、胆及其有关病证，我们称为肝系病证，如尻、阴、股、膝、髀、腨、箭痛等病证，还包括与肝相关联其他脏腑病证，但以身体疼痛、影响活动为主。《灵枢·本脏第四十七》曰："肝病者，两胁下痛引少腹，令人善怒；虚则目䀮䀮无所见，耳无所闻，善恐，如人将捕之。取其经，厥阴与少阳。气逆则头痛、耳聋不聪、颊肿。"

### （二）筋与胆

胆与肝相表里，五行都属木，胆与五体的对应关系与肝相一致，与五体筋相对应，胆协助肝主筋，《灵枢·本脏第四十七》曰："肝合胆，胆者，筋其应。"胆功能可反映于筋，筋也可反映胆的状况，如爪为筋之余，《灵枢·本脏第四十七》曰："肝应爪。爪厚色黄者胆厚，爪薄色红者胆薄。爪坚色青者胆急，爪濡色赤者胆缓。爪直色白无纹者胆直，爪恶色黑多纹者胆结也。"筋的会穴为足少阳胆经的合穴阳陵泉，也是胆的下合穴，为治疗筋、胆病的主要穴位，进一步说明了胆与筋的密切关系，生理上相互依存，病理上相互影响。

### （三）筋与脾胃

人以水谷为本，脾胃为水谷之海，气血生化之源。脾胃健旺，化源充足，气血充盈，则肝有所滋，筋有所养，《素问·经脉别论第二十一》曰："食气入胃，散精于肝，淫气于筋。"所以，筋与脾胃也有密切关系，也由脾胃化生气血充养。若脾胃虚弱，或脾被邪侵，化源不足，则筋失所养，可致肢体或紧张拘急，或软弱无力，甚则痿废不用。《灵枢·邪气脏腑病形第四》曰："脾脉急甚为瘈疭……缓甚为痿厥；微缓为风痿，四肢不用。"《素问·痿论第四十四》曰："故阳明虚，则宗筋纵，带脉不引，故足痿不用也。"

筋与脾胃的密切关系，筋不但治疗肝胆病变，而且通过圆利针等对筋的刺激，对脾胃也有调节作用，可以治疗脾胃病变。其实筋肉相连，刺筋对肉及对应的脾也有调节作用，《素问·通评虚实论第二十八》曰："腹暴满，按之不下，取手太阳经络者，胃之募也，少阴俞去脊椎三寸傍五，用圆利针。"

### （四）筋与肾

筋与肾的关系是间接关系，是通过肾藏精、主骨，肝藏血、主筋，精血同源，肝肾同源实现的，肾精充足，则肝血充足，筋骨得濡养，筋骨劲强，强健有力，《素问·上古天真论第一》曰："女子……四七筋骨坚，发长极，身体盛壮……丈夫……三八肾气平均，筋骨劲强，故真牙生而长极。四八筋骨隆盛，肌肉满壮。"若肾精不足，则肝血亏虚，筋失所养，表现为骨与筋的病变，如筋骨脆弱、痿软无力等。《素问·上古天真论第一》曰："肾者主水，受五脏六腑之精而藏之，故五脏盛乃能泻。今五脏皆衰，筋骨解堕，天癸尽矣。"

骨膜既是骨的结构，又似筋，为软组织，既接受肾的滋养，又接受肝的充养，是联系筋、骨的纽带，体现了肝肾同源及肾与筋的密切关系。

## 三、筋与经络的关系

经络包括经脉、络脉等，也称为脉，筋与经络即筋与脉，各为五体之一，在机体中相邻、相交、相并，生理相互联系，病理相互影响。《灵枢·本脏第四十七》曰："经脉者，所以行血气而营阴阳，濡筋骨，利关节者也。"

### （一）筋与经脉

#### 1. 筋多与十二经脉一致

筋与十二经脉多是纵行分布，筋多位关节及其附近，其位置多与经脉腧穴分布相一致或相近，既病以后，筋与腧穴都有阳性反应。

筋的特殊类型经筋与十二经脉循行相邻、相交、重合等，其分布与十二经脉基本相一致，分布都是纵向的，也分为手足阴阳十二经筋，但不深入内脏，只散于胸腹壁，与脏腑没有络属关系，是经脉的连属部分。

#### 2. 筋靠经脉运行气血滋养

筋的功能活动需要气血的滋润、濡养，而气血的滋养是靠经脉来运输和输布的，经脉运行的气血深入筋的各个部位，保证了筋功能活动的正常。

### 3. 经脉靠筋保护

筋为机体的刚劲组织，《灵枢·经脉第十》曰："筋为刚。"筋与骨、肉共同构成人体的支架和体壁，从而保护、保证了机体各组织、器官的功能活动，其中包括经脉。筋的分布与经脉走行多一致，筋也起到保护经脉的作用，使其免受外邪、外伤、劳损等。

### 4. 经脉与经筋异同

筋的特殊部分经筋既是筋，又是经络系统的组成部分，十二经脉是经脉的主体，经筋是经络的次要附属部分。经筋靠经脉运行气血的滋养，经脉又藏储经筋之间，其循行路线基本相同，但其结构不同、性质不同、功能不同，病因、病性、病位、病证、治疗也不相同（表 1-1）。

表 1-1　经脉与经筋区别

| 项目 | 经脉 | 经筋 |
|---|---|---|
| 结构 | 无形 | 有形、可见 |
| 循行 | 呈线条 | 呈条带状 |
| 流注顺序 | 有 | 无 |
| 作用 | 运行气血、联络、沟通 | 束骨利关节、产生动力、屈伸运动 |
| 分类 | 手足三阴三阳 | 手足三阴三阳 |
| 与脏腑的关系 | 络属 | 无、没有直接关系 |
| 阴阳表里关系 | 有阴阳、表里关系 | 有阴阳、内外关系 |
| 之间关系 | 运行气血、营养经筋 | 保护经脉 |
| 经络系统位置 | 主体 | 经络系统附属，结聚筋肉、关节者 |
| 病因 | 外感六淫、内伤七情、饮食、劳倦 | 受凉、损伤、外伤 |
| 病性 | 寒热虚实 | 多寒性 |
| 针具 | 毫针 | 毫针、燔针 |
| 刺法 | 经刺、输刺、巨刺等 | 燔针劫刺、焠刺 |
| 治疗病证 | 经脉病证 | 经筋病、生物力失衡证 |

## （二）筋对应足厥阴经、足少阳经

筋与肝胆、足厥阴肝经、足少阳胆经都属木，筋不但与脏腑肝与胆存在着对应关系，其与肝与胆的经脉足厥阴肝经、足少阳胆经也存在对应关系，足厥阴肝经、足少阳胆经为其运输气血，提供营养，就经脉而言与足厥阴经、足少阳经关系最为紧密，足少阳经膝下腧穴阳陵泉为筋之会，是其密切关系的体现，足厥阴肝经、足少阳胆经功能正常，则运输气血充足，筋的功能活动正常，《灵枢·经筋第十三》曰："足厥阴之筋……结于阴器，络诸筋。"如足厥阴肝经、足少阳胆经经气郁滞、瘀滞、虚弱等，气血运行不通、不畅，筋失所养，发为各种筋病，《灵枢·经脉第十》曰："足厥阴气绝则筋绝。厥阴者肝脉也，肝者筋之合也，筋者聚于阴器，而脉络于舌本也。故脉弗荣则筋急，筋急则引舌与卵，故唇青、舌卷、卵缩，则筋先死。"《灵枢·邪气脏腑病形第四》曰："肝脉……微涩为瘈挛筋痹。"《素问·四时刺逆从论第六十四》曰："少阳有余病筋痹胁满，足病肝痹，滑则病肝风疝，涩则病积时筋急目痛。"《灵枢·经脉第十》曰："胆足少阳之脉……是主骨所生病者……胸、胁、肋、髀、膝外至胫、绝骨、外踝前及诸节皆痛，小指次指不用……肝足厥阴之脉……是动则病腰痛不可以俯仰。"《素问·至真要大论第七十四》曰："厥阴在泉，客胜则大关节不利，内为痉强拘瘈，外为不便；主胜则筋骨繇并，腰腹时痛。"

针刺筋除具有治疗筋、肝等病的作用，同时还具有疏通经脉、解除经脉郁滞、瘀滞、郁结等作用，可治疗经脉不通等病证，由于足厥阴肝经、足少阳胆经与筋的特殊对应关系，刺筋治疗经脉病证以足厥阴肝经、足少阳胆经病证为主。

### （三）筋与足太阳膀胱经

筋与足少阳胆经相对应，都属于木，骨与足太阳膀胱经相对应，都属于水，此为经脉理论常规，但经络理论认为筋与足太阳膀胱经也有着密切关系，而且"主筋所生病。"《素问·生气通天论第三》曰："阳气者，精则养神，柔则养筋。"即阳气可以温养筋、经筋，足太阳膀胱经为巨阳，是阳气最充足经脉，也是养筋最主要经脉之一，《素问·热论第三十一》曰："巨阳者，诸阳之属也，其脉连于风府，故为诸阳主气也。"足太阳膀胱经功能正常，则筋得濡养、温煦，功能强健，足太阳膀胱经阳气不足，则筋、经筋无以濡养、温煦而紧张、拘急，产生筋的疼痛等病证，《灵枢·经脉第十》曰："膀胱足太阳之脉……是主筋所生病者，痔，疟，狂，癫疾，头囟项痛，目黄，泪出，鼽衄，项背腰尻腘腨脚皆痛，小指不用。"《灵枢·阴阳二十五人第六十四》曰："足太阳之上……血气皆少则喜转筋，踵下痛。"足太阳经每侧二条循行于脊柱两侧中枢之筋、整个下肢后侧之筋。

足太阳膀胱经腧穴可以治疗的筋病证，筋也可调节足太阳膀胱经的功能，治疗足太阳膀胱经病证。

### （四）筋与督脉

督脉行于脊柱骨、颅骨内外，与脊柱、颅骨、脑髓、脊髓、脑脊液及其韧带、肌腱、肌肉、血管、硬脊膜、软脊膜等并行，《素问·骨空论第六十》曰："督脉者，起于少腹以下骨中央……贯脊属肾，与太阳起于目内眦，上额，交巅上，入络脑，还出别下项，循肩髆内，侠脊抵腰中，入循膂，络肾。"

督脉行于躯干、头正中部位，为阳脉之海，统帅诸阳经，流行的经气为阳温之气，对筋具有温煦、滋养的作用，督脉之气充足，筋得温煦、滋养，则筋强劲，脊柱屈伸灵活。督脉空虚，温运失职，可出现督脉之筋、全身之筋失于温养而功能失常，腰背俯仰不利、僵硬、冷痛、泌尿、生殖功能异常等，如强直性脊柱炎、颈、腰椎间盘突出症等，《素问·骨空论第六十》曰："督脉为病，脊强反折……此生病，从少腹上冲心而痛，不得前后，为冲疝；其女子不孕，癃，痔，遗溺，嗌干。"

督脉为躯干左右筋的汇聚之处，所以督脉之筋、脊柱之筋称为筋之中枢，是筋调节的常用部位，针刺督脉之筋通过筋、经筋对全身筋有调节作用，治疗全身筋的病证，对脏腑、经络病证也具有较好的调节作用。

### （五）筋与足阳明经

脾胃与筋关系密切，其经脉足阳明经也与筋有密切关系，对筋也有滋润、濡养作用，《素问·痿论第四十四》曰："阳明者，五脏六腑之海，主润宗筋，宗筋主束骨而利机关也。"足阳明经气旺盛，筋得滋润则强劲有力，足阳明经气不足，筋失所养则痿软无力，《素问·痿论第四十四》曰："故阳明虚，则宗筋纵，带脉不引，故足痿不用也。"

## 四、筋与营养物质的关系

### （一）筋与气血

气血是人体的精微物质，营养皮肉筋脉骨五体，筋靠气血滋润、濡养，肝主筋也是通过肝藏血、血养筋实现的。气血充足，运行正常，筋得所养，则筋强劲有力，屈伸灵活。《灵枢·本脏第四十七》曰："是故血和则经脉流行，营复阴阳，筋骨劲强，关节清利矣。"气血不足，筋失所养，功能异常，则或拘急转筋、屈伸不利，或痿软无力，《灵枢·阴阳二十五人第六十四》曰："足太阳之上……血气皆少则喜转筋，踵下痛。"

### （二）筋与阳气

阳气是人体的温热之气，包括卫气、元气等，筋靠阳气的温煦、营养，才能柔韧灵活，《素问·生气通天论第三》曰："阳气者，精则养神，柔则养筋。"《素问·生气通天论第三》曰："是以圣人陈阴阳，筋脉和同。"阳气虚弱，寒邪易于侵袭，或阴寒内盛，筋失于温煦、营养，则紧张、拘急、痉挛、转筋等，《素问·痹论第四十三》曰："其寒者，阳气少，阴气多，与病相益，故寒也。"《灵枢·经筋第十三》曰："颊筋有寒，则急引颊移口……经筋之病，寒则反折筋急……阳急则反折，阴急则俯不伸。"

筋、经筋的病证多是阳气不足，阴寒内盛，或感受寒邪，损伤阳气所致拘急、挛缩、屈伸失常等。

### （三）筋与精

肝藏血属木，肾藏精属水，五行水生木，精血相互滋生，在正常生理状态下，肝血依赖肾精的滋养，肾精又依赖肝血的不断补充，肝血与肾精相互资生、相互转化，故称精血同源、肝肾同源，《素问·阴阳应象大论第五》曰："北方生寒，寒生水，水生咸，咸生肾，肾生骨髓，髓生肝。"肝血依赖于肾精的滋润、濡养，肾精充足，则肝血充足，筋得所养，屈伸、舒缩正常；肾精虚弱，水不生木，肝血不足，筋失所养，失于刚柔之性，则屈伸、舒缩失常，或紧张拘急，或痿软无力、筋疲力尽等。

## 五、筋与其他四体关系

筋为五体之一，与其他四体紧密相连，生理密切配合、协调，相须为用，病理相互影响，功能失调，产生病变。

### （一）筋与骨

筋与骨位居五体深部，直接相邻、相连，骨位筋的里面，由筋包裹，即骨在筋的包裹之中，骨支撑筋，筋对骨的影响最直接、最大。

#### 1. 筋附着骨

骨骼为人体支架、支撑筋，为筋提供了附着点和运动杠杆，保持筋的形态，保证了筋的功能活动，筋依附于骨，多结聚于骨的两端，离开了骨，筋将无处附着，运动功能无法发挥。

#### 2. 筋束骨

《素问·痿论第四十四》曰："宗筋主束骨而利机关。"筋有裹束、连缀骨的作用，骨膜包裹骨，筋与骨、关节连为一体，筋束骨功能正常，收缩和舒展时，骨与关节亦随之正常屈伸运动。如筋的舒缩异常，则骨活动方向、范围异常，日久也会引起骨节形态的改变，如间隙变大、变小、变宽、变窄等，出现骨节功能改变的病证。《素问·长刺节论第五十五》曰："病在筋，筋挛节痛，不可以行，名曰筋痹。"

#### 3. 筋骨同强同弱

肝藏血，肝主筋属木，肾藏精，肾主骨属水，水生木，肝肾同源，精血同源，相互滋生，肝血依赖肾精的滋养，肾精又依赖肝血的不断补充。肝肾功能正常，精血充足，筋骨得养，则筋韧骨强，肝肾亏虚，精血不足，筋骨失养，则筋骨痿软。

#### 4. 筋塑骨

筋可改变骨的强弱，筋强力牵拉的骨强健，异常强力牵拉的可使骨异常强健，如舞蹈演员的足部。筋牵拉较弱的骨发生废用性痿软、疏松。

筋的过度牵拉也可造成骨的结构改变，如骨质增生是筋长期持续牵拉、骨化代偿的结果，筋牵拉的方向就是骨增生的方向，这也是骨质增生的主要原因。代偿性牵拉出现生理性、保护性增生，没有临床症状，多见于查体所见；失代偿性牵拉出现病理性异常增生，即骨质增生症，出现疼痛等临床症状，也是患者就诊原因，通过针刺筋，消除筋异常牵拉，使骨失去增生的病理基础，可治疗骨质增生的病证，也是刺筋治疗骨病的原因所在。

### （二）筋与肉

筋与肉直接相连，中间为肉，两端为筋，里为肉，外围筋膜包裹、保护肉，筋肉融为一体，经筋为筋与肉的综合，共同发挥运动等功能活动。

#### 1. 构成体壁、护卫机体

筋与肉是体壁的主要软组织结构，筋为干、肉为墙，《灵枢·经脉第十》曰："筋为刚，肉为墙。"共同护卫着机体内部组织、器官，免受外力损伤、外邪侵袭。

#### 2. 筋肉协调、完成运动

肌肉产生力，靠筋联结于骨，拉动骨共同完成人体各种功能活动，其功能活动的正常，需筋的刚柔和肌肉舒缩、屈伸正常。

#### 3. 筋肉同损、以筋为主

人体运动是筋肉共同作用的结果，外伤、劳损等外力异常牵拉、力的失衡是筋肉异常牵拉的结果，肌肉的异常收缩，牵拉筋至骨，日久局部筋与肉损伤，局部筋肉损伤，则需其他筋肉代偿，会引起其他筋肉失于代偿而损伤。筋肉同损，以筋为主，因筋附着点较集中、较小，单位面积应力较大，易于损伤，尤其劳损者，肉体积大，单位面积应力小，不易损伤，临床所见筋肉损伤多是筋的损伤。治疗刺筋、刺肉对筋肉都有治疗作用，也可筋肉同时针刺，恢刺、关刺、分刺、合谷刺等进行治疗，以刺筋为主。《素问·长刺节论第五十五》曰："病在筋，筋挛节痛，不可以行，名曰筋痹。刺筋上为故，刺分肉间，不可中骨也。病起筋炅，病已止。"

## （三）筋与脉

筋与脉为人体的五体之一，相互为用。

### 1. 脉中气血、供养于筋

筋由经脉为其运输气血，充养于筋，《灵枢·本脏第四十七》曰："经脉者，所以行血气而营阴阳、濡筋骨、利关节者也。"经脉功能正常、运行通顺，则气血充足，筋得滋养强劲有力。经脉虚弱、功能不足，则气血亏虚，筋失所养，痿软无力。经脉瘀滞，气血痹阻，则筋痹疼痛。

### 2. 筋脉相连、相互影响

筋的分布与脉的循行相近、相邻、相连，有时重合、交会，有时脉行于筋间，二者关系紧密，生理相互联系、支持，病理相互影响，互为因果，腧穴与筋结多相近、相邻、重合，治疗相互为用，刺筋解除筋的挛缩和对脉的异常牵拉、压迫等，恢复脉的功能，也可治疗脉病；刺脉畅通经脉，疏通气血，也可治疗筋病，如浮针、腕踝针、直针刺等都是以脉治筋。

## （四）筋与皮

筋位于里，皮位于最表，筋与皮通过皮下筋膜直接相连，关节肌肉较少，筋多位于皮下。

### 1. 皮的屏障、保护于筋

皮为人体的外层屏障，保护筋等人体的组织、器官，免受外邪的侵袭、外力摩擦，皮与筋肉又共同构成人体体壁，保护人体。

### 2. 筋的异常、反应于皮

由于筋、皮的密切联系，筋的病证可反应于皮，出现皮肤形态、色泽的改变，某些特殊部位肌肉、脂肪薄弱，甚至没有，皮与筋直接紧密相连，更为明显，如关节及其附近等，皮下就是筋，筋病皮肤有明显阳性反应，针刺筋可消除皮肤阳性反应，针刺皮肤也可治疗筋病。

骨突等部位是筋附着、易于损伤之处，病变部位，为针刺筋的重点部位，同时对筋的针刺，穿过皮即至筋，减少了对肌肉的损伤，为刺筋的较好部位，达到了刺筋不伤肉的目的。

# 第二节 经 筋

经筋是经脉的附属部分，是经脉之气"结、聚、散、络"于筋肉、关节的体系，是特殊之筋，既属于经络系统，也属于筋的范畴，有传统的十二经筋，前后正中部位为筋的左右交会、汇聚之处，也是针刺筋的重点部位，故补上督脉、任脉经筋，共十四经筋。

## 一、十四经筋循行、主病

### （一）足太阳经筋循行、主病

原文：《灵枢·经筋第十三》曰："足太阳之筋，起于足小指，上结于踝，邪上结于膝，其下循足外踝，结于踵，上循跟，结于腘；其别者，结于踹外，上腘中内廉，与腘中并，上结于臀，上挟脊，上项；其支者，别入结于舌本；其直者，结于枕骨，上头下颜，结于鼻；其支者，为目上网，下结于頄；其支者，从腋后外廉，结于肩髃；其支者，入腋下，上出缺盆，上结于完骨；其支者，出缺盆，邪上出于頄。其病小指支跟肿痛，腘挛，脊反折，项筋急，肩不举，腋支缺盆中纽痛，不可左右摇。治在燔针劫刺，以知为数，以痛为输。名曰仲春痹也。"

语释：足太阳经的经筋，起于足小趾，向上结于外踝，斜上结于膝部，下者循于外踝，结于足跟，向上沿跟腱，结于腘部，其分支结于小腿肚，向上腘内则与腘部另支合并上行，结于臀部，向上挟脊上行，到达项部；分支入结于舌根；直行者结于枕骨，上行至头顶，又沿着颜面下行，结于鼻；分支形成目上网，向下结于颧骨，还有分支从腋后外侧，结于肩髃；一支进入腋下，向上出缺盆，上结于完骨。又有分支从缺盆出，斜上行于颧骨。本经筋病证有足小趾及跟踵部肿痛，膝腘部拘挛，脊背反折，项筋发急，肩不能上举，腋部及缺盆部纽结疼痛，不能左右摇动。治疗时采用燔针劫刺，疾进疾出，以有异常感觉如疼痛为穴位个数，以痛处作为腧穴，这种病叫作仲春痹。

## （二）足少阳经筋循行、主病

原文：《灵枢·经筋第十三》曰："足少阳之筋，起于小指次指，上结外踝，上循胫外廉，结于膝外廉；其支者，别起外辅骨，上走髀，前者结于伏兔之上，后者结于尻；其直者，上乘䏚季胁，上走腋前廉，系于膺乳，结于缺盆；直者，上出腋，贯缺盆，出太阳之前，循耳后，上额角，交巅上，下走颔，上结于頄；支者，结于目眦为外维。其病小指次指支转筋，引膝外转筋，膝不可屈伸，腘筋急，前引髀，后引尻，即上乘䏚季胁痛，上引缺盆、膺乳，颈，维筋急。从左之右，右目不开，上过右角，并跷脉而行，左络于右，故伤左角，右足不用，命曰维筋相交。治在燔针劫刺，以知为数，以痛为输。名曰孟春痹也。"

语释：足少阳经的经筋，起于第四趾，向上结于外踝，上行沿胫外侧缘，结于膝外侧；其分支起于外辅骨。上走大腿外侧，前边结于伏兔之上，后边结于骶部。直行者，经季胁，上走腋前缘，系于胸侧、乳部，结于缺盆。直行者，上出腋部，穿过缺盆，行于太阳经筋的前方，沿耳后，上额角，交于头顶，向下走向下颔，上结于颧部。分支结于目外眦，成目之外维。本经筋病证有足第四趾转筋，牵引到膝外侧也转侧，膝关节不能屈伸，腘窝中的筋拘急，前面牵引髀部，后面牵引尻部，向上牵扯胁下空软处和软肋部疼痛，再向上牵引到缺盆、胸、乳，颈等部位的筋都感到拘紧。如果从左侧向右侧的筋感到拘紧，右眼就不能睁开，本筋上过右头角，与跷脉并行，左侧的筋与右侧相连接，所以，伤了左侧的筋，右脚就不能动，这叫作维筋相交。治疗时用燔针劫刺，疾进疾出，以有异常感觉如疼痛为穴位个数，以痛处作为腧穴，这种病叫作孟春痹。

### （三）足阳明经筋循行、主病

原文：《灵枢·经筋第十三》曰："足阳明之筋，起于中三指，结于跗上，邪外上加于辅骨，上结于膝外廉，直上结于髀枢，上循胁，属脊；其直者，上循骭，结于膝；其支者，结于外辅骨，合少阳；其直者，上循伏兔，上结于髀，聚于阴器，上腹而布，至缺盆而结，上颈，上挟口，合于頄，下结于鼻，上合于太阳，太阳为目上网，阳明为目下网；其支者，从颊结于耳前。其病足中指支胫转筋，脚跳坚，伏兔转筋，髀前肿，㿉疝；腹筋急，引缺盆及颊，卒口僻，急者目不合，热则筋纵，目不开。颊筋有寒，则急引颊移口，有热则筋弛纵，缓不胜收，故僻。治之以马膏，膏其急者，以白酒和桂，以涂其缓者，以桑钩钩之，即以生桑灰置之坎中，高下以坐等，以膏熨急颊，且饮美酒，噉美炙肉，不饮酒者，自强也，为之三拊而已。治在燔针劫刺，以知为数，以痛为输。名曰季春痹也。"

语释：足阳明经的经筋，起于第二、三、四趾，结于足背；斜向外上至胫骨，向上结于膝外侧，直上结于髀枢，向上沿胁肋，连属脊椎。直行者，上沿胫骨，结于膝部。分支结于外辅骨，合足少阳的经筋。直行者，向上沿伏兔，上结于大腿部，聚集于阴部，向上分布于腹部，上行至缺盆结聚，上颈部，挟口旁，会合于颧部，向下结于鼻，上合于足太阳经筋，太阳为目上网，阳明为目下网，其分支从面颊结于耳前。本经筋病证有足中趾及胫部转筋，足背跳动强直感，伏兔部转筋，大腿前部肿胀，㿉疝，腹筋拘紧，牵引缺盆、面颊，嘴突然歪斜，寒者拘急眼就不能闭合，热者筋弛缓，眼就不能睁开。颊筋有寒，就会拘急牵扯面颊，使口不能闭合；颊筋有热，就会使筋弛缓无力，所以发生口角歪斜。治疗时要用马脂涂于拘急一侧，将白酒调和桂末，涂抹于弛缓的一侧，用桑钩钩住口角，再将桑木炭火，置于地坑中，地坑的深浅与病人坐位能烤到面部为宜，再用马脂熨贴拘急的颊部，同时要饮些美酒，吃点烤肉，不喝酒的人也要勉强喝点，并在患部抚摩几次就可以了。治疗用燔针劫刺，疾进疾出，以有异常感觉如疼痛为穴位个数，以痛处作为腧穴。这种病叫作季春痹。

### （四）足太阴经筋循行、主病

原文：《灵枢·经筋第十三》曰："足太阴之筋，起于大指之端内侧，上结于内踝；其直者，络于膝内辅骨，上循阴股，结于髀，聚于阴器，上腹结于脐，循腹里，结于肋，散于胸中；其内者，着于脊。其病足大指支内踝痛，转筋痛，膝内辅骨痛，阴股引髀而痛，阴器纽痛，上引脐两胁痛，引膺中脊内痛。治在燔针劫刺，以知为数，以痛为输。命曰孟秋痹也。"

语释：足太阴经的经筋，起于大足趾内侧端，向上结于内踝；直行者，上络于膝内辅骨，向上沿大腿内侧，结于髀部，聚集于阴部，上腹部结于肚脐，循着腹内，结于肋骨，散布于胸中；其在里者，附着于脊椎。本经经筋病证有足大趾和内踝转筋、疼痛，膝内辅骨疼痛，大腿内侧牵引髀部作痛，阴器扭结疼痛，并上引脐部、两胁疼痛，牵引胸膺、脊内部疼痛。治疗用燔针劫刺，疾进疾出，以有异常感觉如疼痛为穴位个数，以痛处作为腧穴，这种病叫作仲秋痹。

### （五）足少阴经筋循行、主病

原文：《灵枢·经筋第十三》曰："足少阴之筋，起于小指之下，并足太阴之筋，邪走内踝之下，结于踵，与太阳之筋合，而上结于内辅之下，并太阴之筋，而上循阴股，结于阴器，循脊内挟膂，上至项，结于枕骨，与足太阳之筋合。其病足下转筋，及所过而结者皆痛及转筋。病在此者，主痫瘛及痉，在外者不能俯，在内者不能仰。故阳病者，腰反折不能俯，阴病者，不能仰。治在燔针劫刺，以知为数，以痛为输，在内者熨引饮药。此筋折纽，纽发数甚者，死不治。名曰仲秋痹也。"

语释：足少阴经的经筋，起于足小趾的下边，同足太阴经筋交并行走，斜行至内踝下方，结于足跟，与足太阳经筋会合，向上结于内辅骨下方，同足太阴经筋交并，向上沿大腿内侧，结于阴部，沿脊内、挟膂上行，向上至项部，结于枕骨，与足太阳经筋会合。本经筋病证有足下转筋，所循行和结聚的部位都感到疼痛和转筋。病在这方面的以癫痫、拘挛和痉证为主。病在外腰脊不能前俯；病在内不能后仰，所以背部拘急，腰就反折而不能前俯，腹部拘急，身体就不能后仰。治疗用燔针劫刺，疾进疾出，以有异常感觉如疼痛为穴位个数，以痛处作为腧穴。如病在内，可用熨经、导引、饮服汤药。如转筋次数逐渐增多而又较重的，为不可治的死症。这种病叫作孟秋痹。

### （六）足厥阴经筋循行、主病

原文：《灵枢·经筋第十三》曰："足厥阴之筋，起于大指之上，上结于内踝之前，上循胫，上结内辅之下，上循阴股，结于阴器，络诸筋。其病足大指支内踝之前痛，内辅痛，阴股痛转筋，阴器不用，伤于内则不起，伤于寒则阴缩入，伤于热则纵挺不收，治在行水清阴气；其病转筋者，治在燔针劫刺，以知为数，以痛为输，命曰季秋痹也。"

语释：足厥阴经的经筋，起于足大趾上方，向上结于内踝之前，沿胫骨上行，上结于内辅骨之下，向上沿大腿内侧，结于阴部，联络各经筋。本经筋病证有足大趾、内踝前痛，内辅骨痛，大腿内侧疼痛并且转筋，前阴器失于功能，如伤于房劳就要阳痿，伤于寒邪则阴器缩入，伤于热邪则阴器挺直不收。治疗时应利水渗湿、清热化湿以治厥阴之气。对转筋病证用燔针劫刺，疾进疾出，以有异常感觉如疼痛为穴位个数，以痛处作为腧穴，这种病叫作季秋痹。

### （七）手太阳经筋循行、主病

原文：《灵枢·经筋第十三》曰："手太阳之筋，起于小指之上，结于腕，上循臂内廉，结于肘内锐骨之后，弹之应小指之上，入结于腋下；其支者，后走腋后廉，上绕肩胛，循颈，出走太阳之前，结于耳后完骨；其支者，入耳中；直者，出耳上，下结于颔，上属目外眦。其病小指支肘内锐骨后廉痛，循臂阴入腋下，腋下痛，腋后廉痛，绕肩胛引颈而痛，应耳中鸣，痛引颔，目瞑，良久乃得视，颈筋急则为筋瘘颈肿。寒热在颈者，治在燔针劫刺之，以知为数，以痛为输。其为肿者，复而锐之。其痛当所过者支转筋。治在燔针劫刺，以知为数，以痛为输。名曰仲夏痹也。"

语释：手太阳经的经筋，起于手小指上外部，结于腕部，向上沿前臂内侧缘，结于肘内锐骨的后面，弹拨此处的筋有酸麻的感觉反映至小指上，向上进入并结于腋下，其分支向后走腋后侧缘，向上绕肩胛骨，沿颈部，出走足太阳经筋的前方，结于耳后的完骨；分支进入耳中；直行者，出耳上，向前下结于腮部，再折上行联属目外眦。本经筋病证有手小指和肘内锐骨的后缘疼痛，沿臂内侧入腋下痛，腋后侧也痛，围绕肩胛牵引颈部作痛，耳中鸣痛，并牵引颔部，闭目休息才能看见东西。颈筋拘急，可发鼠瘘、颈肿等。治疗用燔针，疾进疾出，以有异常感觉如疼痛为穴位个数，以痛处作为腧穴。刺后肿仍不消的，再用锐针刺治。如疼痛正在循行部位而又转筋的，也用燔针劫刺，疾进疾出，以有异常感觉如疼痛为穴位个数，以痛处为腧穴。这种病叫作仲夏痹。

### （八）手少阳经筋循行、主病

原文：《灵枢·经筋第十三》曰："手少阳之筋，起于小指次指之端，结于腕，中循臂，结于肘，上绕臑外廉，上肩，走颈，合手太阳；其支者，当曲颊入系舌本；其支者，上曲牙，循耳前，属目外眦，上乘颔，结于角。其病当所过者即支转筋，舌卷。治在燔针劫刺，以知为数，以痛为输。名曰季夏痹也。"

语释：手少阳经的经筋，起于无名指外侧末端，结于腕背，向上沿前臂，结于肘部，上绕上臂外侧缘，上肩部，走向颈部，合于手太阳经筋。其分支从下颌角进入联系舌根；另一支从颊车上行，沿耳前，联属目外眦，上循额，结聚于额角。本经筋病证其经筋所过之处出现转筋、舌卷。治疗时，应当采用燔针劫刺，疾进疾出，以有异常感觉如疼痛为穴位个数，以痛处作为腧穴，这种病叫作季夏痹。

### （九）手阳明阳经筋循行、主病

原文：《灵枢·经筋第十三》曰："手阳明之筋，起于大指次指之端，结于腕，上循臂，上结于肘外，上臑，结于髃；其支者，绕肩胛，挟脊；直者，从肩髃上颈；其支者，上颊，结于頄；直者，上出手太阳之前，上左角，络头，下右颔。其病当所过者支痛及转筋，肩不举，颈不可左右视。治在燔针劫刺，以知为数，以痛为输，名曰孟夏痹也。"

语释：手阳明经的经筋，起于食指大指侧的末端，上结于腕部，向上沿前臂前外侧，结于肘的外侧，沿大臂上行，结于肩髃；其分支，绕肩胛，挟于脊旁；直行者，从肩髃部上颈；分支上面颊，结于颧部；直行者上出手太阳经筋的前方，上左额角，络头部，下行进入右腮部。本经筋病证有其经筋所经过的部位疼痛、转筋，肩不能上举，脖子不能左右转动。治疗应采取燔针，疾进疾出，以有异常感觉如疼痛为穴位个数，以痛处作为腧穴。这种病叫作孟夏痹。

### （十）手太阴经筋循行、主病

原文：《灵枢·经筋第十三》曰："手太阴之筋，起于大指之上，循指上行，结于鱼后，行寸口外侧，上循臂，结肘中，上臑内廉，入腋下，出缺盆，结肩前髃，上结缺盆，下结胸里，散贯贲，合贲下，抵季胁。其病当所过者支转筋，痛甚成息贲，胁急吐血。治在燔针劫刺，以知为数，以痛为输，名曰仲冬痹也。"

语释：手太阴经的经筋，起于手大拇指的末端，沿大指上行，结于鱼际后，行于寸口脉外侧，上沿前臂，结于肘中部；向上沿上臂内侧，进入腋下，出于缺盆，结于肩髃前方，向上结于缺盆，向下结于胸内，布散于膈部，会合于膈下，到达季胁部。本经筋病证有其循行经过的部位挚引、转筋，疼痛严重时发展成息贲症，胁下拘急、吐血。治疗用燔针劫刺，疾进疾出，以有异常感觉如疼痛为穴位个数，以痛处作为腧穴，这种病叫作仲冬痹。

### （十一）手心主（厥阴）经筋循行、主病

原文：《灵枢·经筋第十三》曰："手心主之筋，起于中指，与太阴之筋并行，结于肘内廉，上臂阴，结腋下，下散前后挟胁；其支者，入腋，散胸中，结于臂。其病当所过者支转筋，前及胸痛息贲。治在燔针劫刺，以知为数，以痛为输，名曰孟冬痹也。"

语释：手心主（厥阴）的经筋，起于手中指，与手太阴经筋交并走行，结于肘内侧，上经上臂内侧，结于腋下，向下分散前后挟胁；其分支进入腋内，散布于胸中，结于膈。本经筋病证有经筋经过的部位出现转筋，胸痛，息贲。治疗用燔针劫刺，疾进疾出，以有异常感觉如疼痛为穴位个数，以痛处作为腧穴。这叫作孟冬痹。

### （十二）手少阴经筋循行、主病

原文：《灵枢·经筋第十三》曰："手少阴之筋，起于小指之内侧，结于锐骨，上结肘内廉，上入腋，交太阴，挟乳里，结于胸中，循臂下系于脐。其病内急，心承伏梁，下为肘网。其病当所过者支转筋，筋痛。治在燔针劫刺，以知为数，以痛为输。其成伏梁唾血脓者，死不治，名曰季冬痹。"

语释：手少阴经的经筋，起于手小指内侧，上结于腕后锐骨，向上结于肘内侧，再向上进入腋，交手太阴经筋，挟于乳里，结聚于胸中，沿膈向下，联系于脐部。本经筋病证有胸内拘急，心下坚积而成伏梁，肘部拘急，屈伸不利，本筋经过的部位转筋、疼痛。治疗用燔针劫刺，疾进疾出，

以有异常感觉如疼痛为穴位个数，以痛处作为腧穴。如果已成伏梁病而吐脓血的，是不可治的死症，这叫作季冬痹。

原文：《灵枢·经筋第十三》曰："经筋之病，寒则反折筋急，热则筋弛纵不收，阴痿不用。阳急则反折，阴急则俯不伸。焠刺者，刺寒急也，热则筋纵不收，无用燔针。"

语释：经筋所发生的病，属寒的筋拘急反折，属热的筋弛缓不收，阴痿不用。背部的筋拘急腰脊强直反折，腹部的筋拘急前俯不能伸直。焠刺是针刺治疗因寒而筋急之病，若因热而筋弛缓，就不能用燔针焠刺了。

原文：《灵枢·经筋第十三》曰："足之阳明，手之太阳，筋急则口目为噼，眦急不能卒视，治皆如右方也。"

语释：足阳明胃和手太阳小肠的经筋拘急，就会出现口眼歪斜，眼角拘急不能正常视物，治疗时用以上所说的方法。

## （十三）督脉经筋

督脉为头、躯干后正中，督脉经筋是后正中经筋汇聚之处，统摄诸阳经筋甚至整个机体经筋，也是经筋治疗的重点部位。

督脉的经筋，起于小腹部，下向骨盆中央，女子络于阴部，向后结于尾骨尖，向上结聚于骶骨中央，上循脊柱骨，分布结于腰、胸、颈椎棘突等，重点结于脊柱中部第七胸椎棘突、上部第二、第七颈椎棘突，上结聚于枕骨粗隆，散于上下项线，向上络头，向前结于百会，前行结于神庭，前下结于印堂，下结于鼻。督脉经筋病证有在外者不能俯、头面五官病证、脊柱有关病证、内科病证等。

## （十四）任脉经筋

任脉为躯干、头的前正中，任脉经筋是前正中经筋汇聚之处，统摄诸阴经筋，与督脉共同维系着中轴、胸腹压及整个机体的经筋系统力的平衡协调。

任脉的经筋，起于会阴，向前上结于曲骨，沿前正中腹白线上行，结于肚脐，上结于剑突，上行结聚于膻中，向上结于天突，聚于喉结，上循结于下颌尖，上散于口旁。任脉经筋病证有在内者不能仰、胸腹、泌尿、生殖等病证。

## 二、经筋循行特点

经筋系统是人体各个方向、部位筋肉运动的综合，它更集中地体现人体筋肉的功能与特点。

### （一）起始于四肢末端，走向躯干、头面

经筋不像经脉循行那样如环无端，交接进行，而是起于四肢末端，走向躯干、头面，任督二脉经筋也是从下向上至头面。之间没有气血的流注运行，只是力的传递、维系，使人体成为一个有机整体。明代张介宾提出："十二经脉之外而复有所谓经筋者何也？盖经脉营行表里，故出入脏腑，以次相传；经筋联缀百骸，故维络周身，各有定位。虽经筋所行之处，多与经脉相同，然其所结所盛之处，则唯四肢溪谷之间为最，以筋会于节也。筋属木，其华在爪，故十二经筋皆起于四肢指爪之间，而后盛于辅骨，结于肘腕，系于膝关，联于肌肉，上于颈项，终于头面，此人身经筋之大略也。"

### （二）结聚于关节、骨骼

经筋力的传递、维系点位于关节及其附近，一是减少了力臂，避免损伤。二是活动多向，利于关节运动、机体机能的发挥。三是这些点也是经筋损伤点、治疗处。

### （三）经筋皆行于体表

经筋多循行于体表，阳经经筋分布于项背和四肢外侧、头面五官，阴经经筋分布于胸腹和四肢内侧。

## （四）手足三阴、足三阳经筋循行胸腹

经筋行于体表为主，但部分经筋也循行于胸腹，影响内脏，尤其手足三阴经筋，如足太阴经筋"聚于阴器，上腹结于脐，循腹里，结于肋，散于胸中；其内者，著于脊"，足少阴经筋"结于阴器，循脊内挟膂"，足厥阴经筋"结于阴器，络诸筋"，手太阴经筋"下结胸里，散贯贲，合贲下，抵季胁"，手厥阴经筋"下散前后挟胁；其支者，入腋，散胸中，结于臂"，手少阴经筋"挟乳里，结于胸中，循臂下系于脐。"部分足阳经筋也与胸腹、内脏有关，如足太阳经筋"上挟脊"，足少阳经筋"上乘䏚季胁，上走腋前廉，系于膺乳"，足阳明经筋"聚于阴器，上腹而布，至缺盆而结"。任督经筋循行于胸腹、腰背，既分布体壁，也深入内部，影响内脏。手阳经筋多与胸腹、内脏无关。经筋循行于胸腹，而胸腹经筋异常影响脏腑功能，可出现脏腑病证，是经筋疗法通过针刺体壁经筋治疗胸腹等内脏病的依据。

## （五）手足三阳经筋循行头面五官

手足三阳经筋循行于头面五官，如足太阳经筋"结于枕骨，上头下颜，结于鼻；其支者，为目上网，下结于頄；其支者……上结于完骨；其支者，出缺盆，邪上出于頄"，足少阳经筋"循耳后，上额角，交巅上，下走颔，上结于頄；支者，结于目眦为外维"，足阳明经筋"上挟口，合于頄，下结于鼻，上合于太阳，太阳为目上网，阳明为目下网；其支者，从颊结于耳前"，手太阳经筋"结于耳后完骨；其支者，入耳中；直者，出耳上，下结于颔，上属目外眦"，手少阳经筋"其支者，当曲颊入系舌本；其支者，上曲牙，循耳前，属目外眦，上乘颔，结于角"，手阳明阳经筋"其支者，上颊，结于頄；直者，上出手太阳之前，上左角，络头，下右颔"，手足三阳经筋异常影响头面五官功能，可出现头面五官病证，这也是手足三阳经筋治疗头面五官病证的依据。

## （六）与脏腑没有络属关系

经筋不像经脉络属于脏腑，与脏腑没有络属关系，只是通过胸腹壁与脏腑有间接关系，治疗脏腑病证也只限于经筋所致部分脏腑病证。

## （七）经筋分为手足阴阳内外关系

经筋也分为手足三阴三阳，其三阴三阳不是通过相通、相连，而是通过内外、前后、上下等力的维系，内侧收缩则外侧舒张，外侧收缩则内侧舒张，既有内外经筋力的维系，如手太阴、阳明位于上臂内外前缘，手厥阴、少阳位于上臂内外正中，手少阴、太阳位于上臂内外后缘，也有对角力的维系，如手太阳经筋对应手太阴经筋、手少阴经筋对应手阳明经筋等。

## （八）上下肢同名经筋维系

上下肢力的维系，表现为同名经筋，如手足太阴经筋、阳明经筋、少阴经筋、少阳经筋等，从行走肢体摆动可知，同名经筋对侧为同向、同力，同侧为异向，同气相求、同向相求，所以上下肢经筋调节要针刺对侧同名经筋，实践证明经筋病证针刺对侧同名经筋疗效最好。

## （九）中枢之筋的统领作用

中枢之筋即任督之经筋，经筋篇虽然没有论述，但是躯干与四肢之力维系的关键，全身经筋、全身之力汇集之处，对全身经筋、之力具有统领作用，是经筋调节的重要部位，也是调节中枢。

## 三、经筋关键部位

经筋的循行过程中，有一些关键部位，"结""聚""散""络"（表1-2，不包括任督经筋），是经筋循行中的重点，也是治疗的重点部位。

表 1–2 十二经筋关键部位

| 项目 | 结 | 聚 | 散 | 络 | 合计 |
| --- | --- | --- | --- | --- | --- |
| 足太阳经筋 | 12 | | | | 12 |
| 足少阳经筋 | 7 | | | | 7 |
| 足阳明经筋 | 9 | 1 | | | 10 |
| 足太阴经筋 | 5 | 1 | 1 | 1 | 8 |
| 足少阴经筋 | 5 | | | | 5 |
| 足厥阴经筋 | 3 | | | 1 | 4 |
| 手太阳经筋 | 5 | | | | 5 |
| 手少阳经筋 | 3 | | | | 3 |
| 手阳明经筋 | 4 | | | 1 | 5 |
| 手太阴经筋 | 5 | | 1 | | 6 |
| 手厥阴经筋 | 3 | | 2 | | 5 |
| 手少阴经筋 | 3 | | | | 3 |
| 合计 | 63 | 2 | 4 | 3 | 72 |

### （一）“结”

“结”是经筋最关键点，为筋的附着点、聚结处，“结”多位于关节及附近，也是经筋损伤发病部位，共 63 处（表 1–2.3），约占 88%，其中有足太阳之筋结 12 处，踝、踵各 1，腨外 1，膝、腘各 1，臀 1，头 5（五官 2 面 1、枕骨、完骨各 1），肩 1；足少阳之筋结 7 处，踝 1，膝、伏兔各 1，尻 1，缺盆 1，五官 2；足阳明之筋结 9 处，附上 1，外辅骨 1，膝 2，髀 2，缺盆 1，五官 2；足太阴之筋结 5 处，踝 1，内辅骨、髀 1，脐 1，肋 1；足少阴之筋结 4 处，踵 1，内辅之下 1，阴器 1，枕骨 1；足厥阴之筋结 3 处，内踝之前 1，内辅之下 1，阴器 1；手太阳之筋结 5 处，腕 1，肘内锐骨之后 1，腋下 1，完骨 1，颔 1；手少阳之筋结 3 处，腕 1，肘 1，角 1；手阳明之筋 4 处，腕 1，肘外 1，髃 1，頄 1；手太阴之筋结 5 处，鱼后 1，肘中 1，肩前髃 1，缺盆 1，胸里 1；手心主之筋结 3 处，肘内廉 1，腋下 1，臂 1；手少阴之筋结 3 处，锐骨 1，肘内廉 1，胸中 1。

### 1. 足经筋结

表 1–3　足经筋结聚部位

| 项目 | 踝 | 踵 | 踹 | 辅骨 | 膝 | 伏兔 | 髀 | 阴器 | 脐 | 肩 | 肋 | 缺盆 | 头 | 合计 |
|---|---|---|---|---|---|---|---|---|---|---|---|---|---|---|
| 足太阳经筋 | 1 | 1 | 1 | | 2 | | 臀1 | | | 1 | | | 2 | 12 |
| 足少阳经筋 | 1 | | | | 1 | 1 | 尻1 | | | | | 1 | 2 | 7 |
| 足阳明经筋 | 跗上1 | | | 外辅骨1 | 2 | | 2 | | | | | 1 | 2 | 9 |
| 足太阴经筋 | 1 | | | 内辅骨之下1 | | | | 1 | 1 | | 1 | | | 5 |
| 足少阴经筋 | | 1 | | 内辅之下1 | | | | 1 | | | | | 1 | 4 |
| 足厥阴经筋 | 内踝前1 | | | 内辅之下 | | | | 1 | | | | | | 3 |
| 合计 | 5 | 2 | 1 | 4 | 5 | 1 | 4 | 3 | 1 | 1 | 1 | 2 | 10 | 40 |

　　足经筋"结"40处（表1–3），其中膝以下17处，约占43%，踝、膝各5处，约占13%；头面10处，约占25%；膝上至腰6处，占15%。足阳经筋"结"28处，占70%，超过2/3。足阴经筋"结"12处，占30%，不到1/3。

### 2. 手经筋结部

表 1–4　手经筋结聚部位

| 项目 | 腕 | 肘 | 肩 | 腋下 | 胸 | 缺盆 | 头 | 合计 |
|---|---|---|---|---|---|---|---|---|
| 手太阳经筋 | 1 | 1 | | 1 | | | 2 | 5 |
| 手少阳经筋 | 1 | 1 | | | | | 1 | 3 |
| 手阳明经筋 | 1 | 1 | 1 | | | | 1 | 4 |
| 手太阴经筋 | 1 | 1 | 1 | | 1 | 1 | | 5 |
| 手厥阴经筋 | | 1 | 臂1 | 1 | | | | 3 |
| 手少阴经筋 | 1 | 1 | | | 1 | | | 3 |
| 合计 | 5 | 6 | 3 | 2 | 2 | 1 | 4 | 23 |

　　手经筋"结"23处（表1–4），其中肘以下11处，约占48%；腕5处，约占22%，肘6处，约占26%；上肢14处，约占61%。头面4处，约占17%。手阳经筋"结"12处，约占52%，手阴经筋"结"11处，约占48%。

所有经筋"结"中，足经筋"结"40处，约占63%，近2/3；手经筋"结"23处，约占37%，约1/3，见以足经筋"结"为主，与足经筋循行路线较长有关（足经八丈七尺、手经五丈一尺）。阳经筋结"结"40处，约占65%，近2/3；阴经筋结"结"22处，约占35%，约1/3，可见以阳经筋"结"为主，阳经循行路线长（阳脉七丈八尺，阴脉六丈），且阳经筋循行于躯干、四肢阳面（伸侧），应力大，外部损伤、受凉等外邪侵袭概率多。

经筋"结"处以腕肘、踝膝关节及其附近为主，腕5处，肘6处，踝5处，踵2处，辅骨4处，踹1处，膝5处，共28处，约占44%，四肢35处，约占56%，头面14处，约占22%，四肢和头面49处，约占78%，超过3/4，可见以四肢、头面为主，与四肢、头面活动量大有关。

任督经筋为人体经筋中枢，大量的督脉、任脉之"结"没在统计之列，也是临床针刺的重点。

**（二）"聚"**

"聚"是经筋汇聚、聚集之处，有2处，约占3%，足阳明经筋"聚于阴器"，足太阴经筋"聚于阴器"，可见足阳明、太阴经筋皆"聚于阴器"，说明阴器为筋汇聚之处，也显示足阳明、太阴对阴器的重要性。

**（三）"散"**

"聚"与"结"相反，"结"是聚集，"散"是分散、散开，"散"是经筋有点、线到面的分散之处，有4处，约占6%，足太阴经筋"散于胸中"，手太阴经筋"散贯贲（膈）"，手心主经筋"散前后挟胁""散胸中"，可见二手一足三条经筋二次"散于胸中"，一次"散前后挟胁"，也是胸中，一次"散贯贲（膈）"，可以说是经筋皆散于胸膈，手经筋为主，以加强对胸膈的保护、控制，也是经筋导致内脏病证的原因。

### （四）"络"

"络"是对经筋联结、控制、保护，有 3 处，约占 4%，足太阴经筋"络于膝内辅骨"，加强足太阴经筋对膝内的控制、保护。足厥阴经筋"络诸筋"，加强足厥阴经筋与足太阴、少阴、足三阳经筋的联系。手阳明经筋"络头"，加强手阳明经筋对头的控制、保护。

## 四、经筋间的联系

经筋间各有其循行路线，在循行过程中存在着"合""并""交"等并行交会联系方式，加强、密切了经筋间的关系，从经筋角度，使人体维系成为一个有机整体、使机体力处于动态平衡状态。

### （一）"合"

"合"是两条经筋会合，足阳明经筋合于足少阳、太阳经筋，加强足三阳经筋的联系"足阳明之筋……结于外辅骨，合少阳……下结于鼻，上合于太阳。"足少阴经筋两次合于足太阳经筋，加强足少阴经筋与足太阳经筋的联系，"足少阴之筋……结于踵，与太阳之筋合……结于枕骨，与足太阳之筋合。"手少阳经筋合于手太阳经筋，加强手少阳经筋与手太阳经筋相邻经筋的联系，"手少阳之筋……合手太阳。"手太阴经筋合于手厥阴经筋，加强手太阴经筋与手厥阴经筋相邻经筋的联系，"手太阴之筋……散贯贲，合贲下。"足经筋 4 次相合，手经筋 2 次相合，共 6 次相合。

### （二）"并"

"并"是两条经筋循行中合并，足少阴经筋二次并于足太阴经筋，加强了足少阴、太阴经筋的联系，"足少阴之筋，起于小指之下，并足太阴之筋……而上结于内辅之下，并太阴之筋。"手心主经筋并于手太阴经筋，加强了手心主、太阴经筋相邻经筋的联系，"手心主之筋，起于中指，与太阴之筋并行，"经筋循行过程中，足经筋 2 次相并，手经筋 1 次相并，共 3 次相并。

## （三）"交"

"交"是两条经筋相交会，手少阴经筋交于手太阴经筋，加强手少阴经筋与手太阴经筋的联系，"手少阴之筋……上入腋，交太阴。"足少阳经筋的维筋相交也属于"交"。

## 五、经筋与脊柱

脊柱是人体的中轴，左右筋、经筋汇聚、附着之处，经筋与其有密切关系，如足太阳经筋挟脊，"足太阳之筋……上挟脊"；足少阳经筋结于尻，"足少阳之筋……后者结于尻"；足阳明经筋属脊，"足阳明之筋……属脊"；足太阴经筋著于脊，"足太阴之筋……其内者，著于脊"；足少阴经筋循脊内挟膂"足少阴之筋……循脊内挟膂"；手阳明经筋挟脊"手阳明之筋……挟脊。""挟脊"2处、"属脊"1处、"着于脊"1处、"循脊内挟膂"1处、"结于尻"1处，共6处，密切了经筋与脊柱及左右经筋的联系，足经筋5处，手经筋1处，可见足经筋与脊柱关系更为紧密。经筋通过循行于脊，加强了与脊柱督脉经筋的联系，这也是经筋可以治疗脊柱病及脊柱经筋治疗四肢病的原因。内脏悬挂于脊柱及附近，脊柱部筋结的异常，也可影响内脏功能，出现内脏病证，所以脊柱经筋也可治疗内脏病证，当然督脉经筋结聚脊柱处更为重要，直刺督脉经筋效果更好。

## 六、维筋相交

维筋相交是《内经》对经筋左右交叉机理的又一突出贡献，与现代医学的大脑左右支配高度一致，《灵枢·经筋第十三》曰："足少阳之筋……从左之右，右目不开，上过右角，并跷脉而行，左络于右，故伤左角，右足不用，命曰维筋相交。"认为左右相通是由阴阳跷脉交合于目内眦，其气在此处左右相通，左右互有治疗作用，《灵枢·脉度第十七》曰："跷脉者，少阴之别，起于然骨之后，上内踝之上，直上循阴股入阴，上循胸里，入缺盆，上出人迎之前，入頄，属目内眦，合于太阳、阳跷而上行，气并相还，则为濡目，气不荣则目不合。"因为经筋不属内脏，不会像经脉通过内脏相通，对此后世多有论述发挥，如张介宾："从左之右则右目不开，是右病由左也，然则左目不开者，病由于右可知也，角，额角也，并跷脉而行者，阴跷阳跷，阴阳相交，阳入阴，阴出阳，交于目眦，故左络于右。"杨上善："跷脉至于目眦，故此筋交颠，左右下于目眦，与之并行也，筋既交于左右，故伤左额角，右足不用，伤右额角，左足不用，以此维筋相交故也。"

维筋相交虽然只此一条，由于足三阳、足太阴、厥阴、手阳明左右经筋与脊柱之筋相连，密切了左右经筋的联系，使其具有普遍指导意义，是左右经筋互有治疗作用的理论依据，也是四肢经筋的左右、上下交叉取穴的依据，经筋左右、上下交叉取穴针刺，取得了较好效果。

巨刺也是左右对侧取穴，与左右经脉通过脏腑相通、经脉的交会等有关，治疗的是经脉病而不是经筋病。《灵枢·官针第七》曰："巨刺者，左取右，右取左。"

缪刺也是通过横行络脉相通，左取右，右取左，选取对侧络穴、血络，治疗的是络脉病而不是经筋病。

## 七、十二经筋主病

### （一）筋伤疼痛、活动障碍等病证

足太阳经筋病有小指支、跟肿痛、腘挛、脊反折、项筋急、肩不举、腋支缺盆纽痛、不可左右摇。足少阳经筋病有小指次指支、转筋、引膝外转筋、膝不可屈伸、腘筋急、前引髀、后引尻、上乘䏚季胁痛、上引缺盆、膺乳、颈维筋急、伤左角右足不用。足阳明经筋病有足中指支、胫转筋、脚跳坚、伏兔转筋、髀前肿、疝筋急，引缺盆、颊、筋弛纵缓不胜收。足太阴经筋病有足大指支、内踝痛、转筋痛、膝内辅骨痛、阴股引髀痛、两胁痛引膺中、脊内痛。足少阴经筋病有足下转筋，所过而结者皆痛、转筋、腰不能俯仰。足厥阴经筋病有其病足大指支、内踝之前痛、内辅痛、阴股痛转筋。手太阳经筋病有小指支、肘内锐骨后痛、腋下痛、腋后廉痛、绕肩胛引颈痛、痛引颔、颈筋急、筋瘘颈肿。手少阳经筋病有所过者支、转筋。手阳明经筋病有所过者支、痛、转筋、肩不举、颈不可左右视。手太阴经筋病有所过者支、转筋、痛、胁急。手厥阴经筋病有其病当所过者支、转筋、前及胸痛。手少阴经筋病有所过者支、转筋、筋痛。寒反折筋急、热则筋弛纵不收、阳急反折、阴急俯不伸共 71 个。

### （二）内科病证

阴器纽痛上引脐、阴器不用、阴不起、阴缩入、纵挺不收、癫疝、痫瘛、痉、息贲、吐血、伏梁、阴痿不用等 12 个。

### （三）五官病证

卒口僻、目不合、目不开、急引颊移口、僻、耳中鸣、目瞑、良久乃得视、舌卷、口目为僻、眦急不能卒视等 11 个。

共有病证 94 个，筋的疼痛、活动异常、肿共计 71 个，约占 76%，绝对多数，故经筋病称为痹证，是经筋最常见的病证，现在也是针灸科优势病种，有筋伤科病，也有神经损伤病证。五官病证 11 个，约占 12%。内科病证 12 个，约占 13%，这些病证与经筋循行有关。

## 八、十二经筋治疗

"燔针劫刺，以知为数，以痛为输"是《内经》经筋病的专有治法，在惜字如金的年代，前后重复 13 次，可见其极端重要性，用以治疗寒性筋急等经筋病证，不能用于热性经筋病。

### （一）以痛为输

"以痛为输"即以疼痛作为针刺部位的腧穴，"痛"是病人的主诉部位，更是医生按压时病人的感觉，范围不只限"痛"，有所扩大，有按压疼痛、酸痛、舒适等，有变硬、松软、高起、凹陷等形态改变，以按压疼痛等异常感觉为主，按压部位比主诉部位更准确，这些阳性改变都可作为"以痛为输"的主要针刺部位。少数深部经筋病变，病位较深，由于肌肉等阻挡，用手按压可没有压痛，或有较小深压痛，如腰骶深部，也是选取部位。《灵枢·终始第九》曰："病痛者阴也，痛而以手按之不得者阴也。"有些经筋病需变换体位，才能找到压痛等阳性反应，需要保持特殊体位针刺，也是"以痛为输"的范畴。

"输"的部位，可为病变局部压痛等部位、同一经筋循行线上的压痛等阳性部位，同种经筋对侧循行线上对应的压痛等阳性部位，也可为上下肢同侧同名经筋对应阳性部位、上下肢对侧同名经筋对应阳性部位，表里经筋对应压痛、同名表里经筋对应压痛阳性部位等，没有压痛等阳性反应，说明经筋没病，一般不取，要有经筋、力的整体观念，选取阳性腧穴要整体与局部相结合，才能有较快、较好的疗效。

### 1. "输"的重点部位"结""聚""散""络"

"结""聚""散""络"等是经筋循行的重点部位，也是经筋病的主要发病部位，多有压痛等阳性反应，是"以痛为输"的主要部位，经筋篇手足十二经筋"结""聚""散""络"共72处。其中"结"63处，约占88%；"聚"2处，约占3%；"散"4处，约占5%；"络"3处，约占4%。可见以"结"为主。"结"多位于肌肉、肌腱、韧带、筋膜等附着点，是经筋易于损伤部位，检查多有压痛等阳性反应，尤其关节及附近，是"输"的重中之重，所有经筋"结"中，足经筋因循行路线长、负重等原因其"结"多，有40处，约占63%，近2/3；手经筋"结"23处，约占37%，约1/3；可见以足经筋"结"为主。阳经筋因循行路线长、位居阳面易于感受外邪、损伤概率多等原因其"结"多，有40处，约占65%，近2/3；阴经筋结"结"23处，约占37%，约1/3；可见以阳经筋"结"为主，所以治疗多选足经筋、阳经筋之"输"。

"结""聚""散""络"以经筋病变局部压痛等为主，也可以是经筋循行线上近距离、远距离压痛等部位，以近距离、远距离近心端甚至躯干部经筋为主，与经脉多取远心端的四肢远端五输穴不同，但要有压痛等阳性反应。

### 2.对应压痛等阳性部位

经筋不络属脏腑，所以左右经筋不会通过脏腑相连，由于经筋维筋相交、交会于脊等，存在着"合""并""交"等相互联系，经筋之间生理上相互联系，相互为用，密切配合，病理上相互影响，如果慢性劳损、外伤等使经筋受到损伤，或感受寒邪，使经筋紧张、拘急，力的方向、大小发生改变，都会影响整体力的协调、配合，使生物之力失于平衡，日久也会影响其他经筋的活动，会出现其他经筋的损伤和压痛等阳性反应。左右、上下经筋不但其力相互维系、协调、平衡，而且经筋之气相通，一个部位有病等，多个部位会有压痛等阳性反应，而且有其内部规律，治疗除选择病变经筋局部压痛等阳性反应点，还可以选取相关经筋对应压痛等阳性部位，对应压痛等阳性部位多有较快、较好疗效，也是"以痛为输"的常用部位。局部"结""聚""散""络"与相关对应经筋压痛等阳性部位同时或交替针刺，尤其久病、顽固性患者，才能取得较好效果，针刺治疗相关对应压痛等阳性部位，要边行针边活动患处，以引导经筋气至病所，增强疗效。

（1）**对侧同种经筋对应压痛等阳性部位**：由于左右双侧经筋维筋相交、交会于脊等，左右经筋相互联系，筋气相通，经筋病变，也可在对侧同种经筋对应部位有压痛等阳性反应，可以针刺对侧同种经筋对应压痛等阳性部位。对侧压痛等对应阳性部位为同经筋的相同部位，如左侧手太阴经筋肩痛，选取右侧手太阴经筋肩部对应压痛等阳性部位，左侧手阳明经筋肩痛，选取右侧手阳明经筋肩部对应压痛等阳性部位，左侧足太阴经筋膝痛，选取右膝足太阴经筋对应压痛等阳性部位，左侧足阳明经筋膝痛，选取右膝足阳明经筋对应压痛等阳性部位，等等，反之亦然，针刺对侧时，要边行针边活动患处。《素问·阴阳应象大论第五》曰："故善用针者……以右治左，以左治右。"

（2）上下肢同名经筋对应压痛等阳性部位：经筋与经脉循行部位基本相同，上下肢同名经脉间同气相求，相互有治疗作用，上下肢同名经筋间同气相求，相互也有治疗作用，经筋病变，在上下肢同名经筋对应部位有压痛等阳性反应，也可针刺上下肢同名经筋对应压痛等阳性部位进行治疗，如左侧肩痛，选取左髋对应压痛等阳性部位，左侧肘痛，选取左膝对应压痛等阳性部位，左侧腕痛，选取左踝对应压痛等阳性部位，对应压痛等阳性反应部位要在同名经筋对应部位及附近寻找，等等，反之亦然，针刺上下同名经筋，也要边行针边活动患处。《素问·五常政大论第七十》曰："病在上，取之下；病在下，取之上。"

（3）对侧同名经筋对应压痛等阳性部位：对侧同名经筋压痛等阳性部位是对侧同种经筋和上下肢同名经筋的复合，由于经筋维筋相交、交会于脊、上下肢同名经脉间同气相求等，左右同名经筋运动同向、其气相通，同向相求，经筋病变对侧同名经筋对应部位多出现压痛等阳性反应，也可针刺对侧上下肢对应压痛等阳性部位进行治疗，即左右、上下肢交叉取穴，由于存在同气、同向相求，故多能取得即刻、较好疗效，临床最为常用，如左侧手太阴肩痛，选取右侧髋足太阴压痛等阳性部位；左侧足太阴膝痛，选取右肘手太阴压痛等阳性部位，左侧足阳明膝痛，选取右肘手阳明压痛等阳性部位；左侧手太阳腕痛，选取右踝应足太阳压痛等阳性部位，等等，反之亦然，针刺对侧同名经筋时，也要边行针边活动患处。《素问·缪刺论第六十三》曰："邪客于臂掌之间，不可得屈。刺其踝后，先以指按之痛，乃刺之。"

（4）表里经筋对应压痛等阳性部位：表里经筋位于肢体内外阴阳二面相同位置，通过屈伸相维系，一侧经筋紧张、痉挛、拘急等损伤，日久也会引起表里、内外对应经筋力的失调而出现损伤，出现筋性压痛等阳性反应点，这些压痛等阳性反应点也是针刺部位，虽然不是主要部位，也是必要的补充，尤其久病患者，如足厥阴经筋病变，日久配合足少阳经筋压痛等阳性反应点等。

（5）**对侧同名表里经筋对应压痛等阳性部位**：对侧同名表里经筋对应压痛等阳性部位是对侧同名经筋、表里经筋的复合，由于经筋维筋相交、交会于脊、表里经筋处于内外阴阳二面相同位置等，部分经筋病变对侧同名经筋的表里经筋对应部位也可出现压痛等阳性反应，可针刺对侧上下肢对应表里经筋压痛等阳性部位进行治疗，如左侧手太阴肩痛，选取右侧髋足阳明压痛等阳性部位；左侧足太阴膝痛，选取右肘手阳明压痛等阳性部位，左侧足阳明膝痛，选取右肘手太阴压痛等阳性部位；等等，反之亦然，针刺对侧同名表里经筋时，也要边行针边活动患处。

### 3. 生物之力相关联

由于经筋的作用是联结筋肉、骨骼，保持正常的运动，靠生物之力维系成为一有机整体，除上述经筋关系外，还有力的前后、上下、左右关联，如腹部经筋与腰部经筋、肩胛骨内缘与外缘经筋、上部与下部经筋、颈部的左右侧经筋，等等，相关联经筋也会出现压痛等阳性反应，也是"以痛为输"部位。

## （二）燔针劫刺

燔针劫刺说的是针具、刺法。《说文解字》曰："燔，热也，从火，番声。"是焚烧、烤的意思。"燔针"即烧针，一是针通过烧加热后针刺。二是针刺入后加热。三是火针，将针体烧红或烧白。《说文解字》曰："劫，人欲去，以力胁止曰劫，或曰以力止去曰劫。""劫刺"是针烧后即刺入，随即拔出，即快刺快出。燔针针热能驱散寒邪、补助阳气、温暖经筋、缓解经筋紧张、拘急、痉挛，劫刺刺激较强，效果较快、较好。

"燔针劫刺"是经筋的传统刺法，现在也可不用热针、烧针，而用直刺、斜刺等，用较粗针具于筋结等部位反复提插产热，以温运经脉、经筋、疏通筋结、筋气，缓解、松解拘急经筋，同样可以起到"燔针劫刺"祛寒、松筋、温通的作用，也有较好疗效，不但适于经筋筋结，也适于筋、腧穴的针刺。

### （三）以知为数

《说文解字》曰："数，计也，从娄从攴。"本义是点数、计算。引申为计数、标记或用作量度等，"以知为数"有多种说法，一是以有异常感觉如疼痛为穴位个数，是对"以痛为输"的总结。二是以有异常感觉如疼痛为穴位个数的标准。三是以出现针感为针刺强度的标准。四是以获效为针刺标准。《灵枢·九针十二原第一》曰："刺之而气不至，无问其数；刺之而气至，乃去之，勿复针。"

### （四）配合方法

经筋病治疗除"治在燔针劫刺，以知为数，以痛为输"的常规治疗方法外，经筋篇有时根据病情配合内服、外敷、推拿、针刺等其他方法，以增强疗效。

#### 1. 内服

《灵枢·经筋第十三》有3处再用内服，如足阳明经筋卒口僻还需饮酒、食肉，"足阳明之筋……其病……且饮美酒，噉美炙肉，不饮酒者，自强也。"足厥阴经筋病需内服利水渗湿、清热化湿药，"足厥阴之筋……其病……治在行水清阴气。"足少阴在内的经筋病内服药液，"足少阴之筋……其病……在内者……饮药。"

#### 2. 外敷

《灵枢·经筋第十三》有3处再用外敷，如足阳明经筋卒口僻除常规针刺，还有2处外敷，马脂热敷拘急侧、白酒调和桂末涂于弛缓侧、桑炭火烤面部，"足阳明之筋……其病……治之以马膏，膏其急者，以白酒和桂，以涂其缓者，以桑钩钩之，即以生桑灰置之坎中，高下以坐等，以膏熨急颊。"足少阴经筋病在内者贴服患处，"足少阴之筋……其病……在内者熨。"

#### 3. 推拿

《灵枢·经筋第十三》有2处再用推拿，如足阳明经筋卒口僻还需配合局部抚推,"足阳明之筋……其病……为之三拊而已。"足少阴经筋病在内者还需导引按摩,"足少阴之筋……其病……在内者……引。"

#### 4. 再针刺

《灵枢·经筋第十三》有 1 处需要再针刺,如手太阳经筋颈肿通过治疗不愈的,还需要锐利针再刺,"手太阳之筋……其为肿者,复而锐之。"

这些方法现在我们也不同程度变通运用。

## 九、筋与经筋

筋与经筋都属于筋的范畴,参与体壁的构成、人体运动,是人体生物力学平衡的维护者,生物力学失衡的病变者、治疗承担者,经筋的筋结与筋压痛、拘急部位多有重叠,针刺部位、病证很难截然分开,但二者也有所区别,手足三阴三阳十二经筋一阴一阳、一外一内、一紧一松、一伸一曲、一缩一舒等发挥着阴阳、表里、内外、伸缩功能,保持人体动态平衡。(表 1–5)。

表 1–5　筋与经筋区别

| 项目 | 筋 | 经筋 |
| --- | --- | --- |
| 组成 | 肌腱、韧带、筋膜 | 肌腱、韧带、肌肉、筋膜 |
| 力 | 应力 | 应力、产生力 |
| 属性 | 无阴无阳、无左无右 | 手足阴阳十二经筋存在阴阳、内外关系 |
| 与经脉的关系 | 无 | 一一对应关系 |
| 阴阳关系 | 无 | 有 |
| 与脏腑的关系 | 肝主筋 | 肝主筋、脾主肉 |
| 归属 | 五体 | 经络系统 |
| 病因 | 外伤、劳损、受凉 | 受凉、劳损 |
| 病性 | 寒热不明显 | 多寒性 |
| 针具 | 圆利针 | 毫针、燔针 |
| 刺法 | 恢刺、关刺、巨刺 | 燔针劫刺 |
| 治疗病证 | 筋病、生物力失衡证 | 经筋病、生物力失衡证、五官病、内脏病 |

# 第三节　筋的功能

筋是人体活动的枢纽，具有刚、柔、无阴无阳等特性，对于人体运动功能起主要作用。

## 一、筋束骨、构成形体

骨为机体支架、杠杆，其结构靠筋来维系，筋将各骨骼维系成一个有机体，是靠筋约束骨的功能完成的，《素问·五脏生成第十》曰："诸筋者，皆属于节。"筋束骨的功能正常，则骨骼间的结构正常，机体保持正常的形态、结构，如果没有筋的维护，骨架随之倒塌。筋拘急是较强之力牵拉，日久可有形态的改变和功能的异常而出现病变，如股内收肌及筋异常紧张、挛缩，筋牵拉过度，可致髋关节内收，外展活动受限。筋的痿软、松弛，日久也有形态的改变，如三角肌及筋萎缩，筋牵拉无力可致肩关节变形，股四头肌及筋萎缩，筋牵拉无力，日久可致膝关节变形等。

## 二、利机关，保证活动

骨、骨节的各种功能活动是靠筋的舒缩牵拉完成的，《素问·痿论第四十四》曰："宗筋主束骨而利机关也。"筋舒缩有序、屈伸正常、刚柔相济，则骨节屈伸自如，使骨节有正常的活动范围、幅度、轨迹，从而完成人体的各种功能活动，人体功能活动是筋利关节的结果。如筋刚柔失常、舒缩无序、屈伸失常，皆不能保证机体灵活的活动，《素问·脉要精微论第十七》曰："膝者筋之府，屈伸不能，行则偻附，筋将惫矣。"

## 三、筋为刚，护卫脏器

筋为机体的刚劲组织，《灵枢·经脉第十》曰："筋为刚。"刚保证了筋的强劲坚韧，是筋收缩的特性，使筋刚劲有力，筋与骨、肉共同构成人体的体壁，从而直接保护机体内部各脏腑、组织、器官等，使各脏腑、组织、器官等免收外力损伤，功能活动正常。如果筋失于刚劲之性，易受外力的损伤，各脏腑、组织、器官失于保护，影响其功能活动。

脏腑等组织器官靠筋维系固定的位置，是其功能正常的保证，若筋的功能异常，不能维系脏腑组织器官的正常位置，影响脏腑等功能，都会出现脏腑功能的异常，前者如胃下垂、子宫下垂等，后者如脊柱及筋变形，出现内脏功能异常病变。

筋及其内部阳气也是保护机体，抵御外来邪气侵袭的屏障，《素问·生气通天论第三》曰："阳气者，精则养神，柔则养筋。"同时筋、经筋活动产热也是卫阳的来源之一，经筋阳气旺盛、功能强健，则外邪无从侵袭，筋弱外邪尤其风寒之邪易乘虚侵袭，引起筋拘急、痉挛，影响筋及内脏功能，《灵枢·刺节真邪第七十五》曰："虚邪之中人也，洒淅动形，起毫毛而发腠理。其入深……搏于筋，则为筋挛。"《素问·痹论第四十三》曰："筋痹不已，复感于邪，内舍于肝。"

## 四、调机体、平衡运动

机体无论运动还是静止，生物之力是静态、动态平衡协调的，参与平衡协调是骨、筋、肉共同作用的结果，三个环节缺一不可，骨为支架、杠杆，肌肉为动力，筋是骨、肉的联结者，肌肉的力通过筋作用于骨，筋是纽带，平衡着机体运动，使机体完成各种功能活动。机体的损伤部位多在筋，骨刚硬一般不易损伤，肌肉宽大，单个肌束应力较小，不易损伤，只有筋较小的附着点，或位于经筋之"结"，单位面积应力较大，易于损伤，损伤之后，引起筋保护性紧张、拘急等，运动失衡。失衡之后，多数通过整体筋的代偿，又获得了新的平衡，只有失于代偿，才产生疼痛、异常活动等临床症状，通过对筋的针刺治疗，消除紧张、痉挛、拘急、疼痛，使机体活动恢复正常，筋是机体的平衡体，对正常、异常情况下都有较好平衡作用。

《灵枢·卫气失常第五十九》曰："筋部无阴无阳，无左无右，候病所在。"是说的筋，不是经筋，是筋的单纯性，不涉及阴阳、内外、表里、脏腑等，但治疗也要考虑整体力的平衡协调，关注力影响的相关部位，尤其久病患者。

### 五、筋急结，反映病情

筋损伤出现拘急疼痛，疼痛处多是损伤部位，可为急性损伤，多为慢性损伤，可为直接损伤、间接损伤，也可为寒气等外邪侵袭损伤，疼痛部位的大小、轻重反映了筋损伤的轻重程度。

"结""聚""散""络"是经筋的特殊结构、关键部位，"结"多为经筋的附着点、聚结处，"聚"为经筋的聚合之处，"散"为经筋的由点、线到面、立体的扩散之处，"络"是经筋的联结、控制、保护，经筋间的联系方式"合""并""交"，都是经筋发挥功能的关键部位，也是易于损伤、发病部位。

筋、经筋等发病之后，局部有异常反应，感觉改变有疼痛、压痛、酸胀变硬、松软等，皮肤色泽改变有变暗、皮肤粗糙等，形态改变有结节状、条索状反应物、高起、凹陷等，活动改变有舒缩、屈伸障碍等，通过这些异常表现反应疾病部位、轻重、性质，帮助诊断筋病，也是针刺治疗的高效部位。

## 第四节　刺筋病证的病因病机

刺筋病证的病因病机与其他四体基本相同，多有外感风寒湿之邪、内伤七情、外伤、劳损、饮食失调等，引起筋的功能失常而发病，临床多表现为筋伤病，也可表现为内科、五官科等病证。

# 一、病因

## （一）风寒湿等外邪侵袭

外邪侵袭是筋致病的主要原因之一，在正气虚弱的情况下，外邪侵袭，由表及里，侵袭于筋，引起筋的病证，《灵枢·五变第四十六》曰："人之有常病也，亦因其骨节、皮肤、腠理之不坚固者，邪之所舍也，故常为病也。"《灵枢·刺节真邪第七十五》曰："虚邪之中人也，洒淅动形，起毫毛而发腠理。其入深……搏于筋，则为筋挛。"外邪侵袭主要的是风寒湿之邪，风寒湿之邪侵袭于筋，产生筋痹等。《素问·痹论第四十三》曰："风寒湿三气杂至，合而为痹也。"十二经筋的各种病证也皆称为痹证。

### 1. 寒邪侵袭

寒邪是筋致病的主要原因，寒主收引、凝滞，寒邪侵袭于筋，使筋拘急收引、拘挛疼痛、屈伸不利等，《灵枢·邪气脏腑病形第四》曰："诸急者多寒。"《素问·皮部论第五十六》曰："其留于筋骨之间，寒多则筋挛骨痛，热多则筋弛骨消，肉烁䐃破，毛直而败。"《灵枢·五癃津液别第三十六》曰："寒留于分肉之间，聚沫则为痛。"《素问·五常政大论第七十》曰："流衍之纪，是谓封藏。寒司物化，天地严凝。"

经筋对于寒邪更为敏感，寒也是经筋病的主要原因，引起筋结拘急、挛缩、疼痛等，出现各种痹证，《灵枢·经筋第十三》曰："经筋之病，寒则反折筋急。"

阳气虚弱，温煦失职，筋功能受到影响，即使没有外邪，也可导致筋拘急、疼痛等病证。《素问·痹论第四十三》曰："其寒者，阳气少，阴气多，与病相益，故寒也。"

### 2. 风邪侵袭

筋属风木，在季为春，风邪侵袭，易侵袭筋，引起筋的疼痛、活动加重等临床改变，风是筋致病原因之一，《素问·阴阳应象大论第五》曰："风伤筋。"《灵枢·九宫八风第七十七》曰："风从东方来，名曰婴儿风。其伤人也，内舍于肝，外在于筋纽。"《灵枢·寿夭刚柔第六》曰："风伤筋脉，筋脉乃应。"《素问·五常政大论第七十》曰："敷和之纪……其病里急支满。"《素问·痹论第四十三》曰："以春遇此者为筋痹。"

### 3. 湿邪侵袭

湿也是筋致病原因之一，湿邪侵袭于筋，滞留于筋，影响筋的功能，使筋拘急、痿软等，《素问·阴阳应象大论第五》曰："地之湿气，感则害皮肉筋脉。"《素问·生气通天论第三》曰："因于湿，首如裹，湿热不攘，大筋緛短，小筋弛长，緛短为拘，弛长为痿。"

临证中，以上三种原因可单独侵袭，但多数情况下是以寒邪为主，夹杂侵袭，或风寒并重，或寒湿并重，或风湿共袭，但更多的是以一种病邪为主，其余二气杂至，共合为痹，可为筋痹，也可为皮、肉、脉、骨痹等。

### （二）外伤、劳损

劳损是筋损伤的主要原因，过度劳累或一个姿势时间过长，则筋局部易于损伤，相关部位产生代偿性病理性筋结，失于代偿，则可出现拘急、疼痛、功能障碍等，《内经》进行了反复强调，可见其重要性，《灵枢·九针论第七十八》曰："久行伤筋。"《素问·宣明五气第二十三》再次强调："久行伤筋。"《素问·痹论第四十三》曰："淫气乏竭，痹聚在肝。"《灵枢·九针论第七十八》曰："形苦志乐，病生于筋。"

外力损伤也是筋致病的主要原因之一，外力超过筋的耐受范围，出现损伤，血溢脉外，产生筋的肿胀、疼痛、活动受限等，急性期过后，较轻者通过治疗恢复正常，较重者或失治遗留筋的慢性筋结，拘急、疼痛，长期难愈。

可见外伤、劳损也是筋损伤的主要致病因素。

### （三）七情内伤

过于愤怒，七情损伤，气机紊乱，气滞血瘀，阻滞于筋，瘀血内停，新血则不达，筋脉失养，功能降低，不耐邪侵、外伤，易于损伤，出现拘急、疼痛、痿软无力等，七情内伤也是外伤、劳损、外邪侵袭的病理基础。《素问·痿论第四十四》曰："思想无穷，所愿不得，意淫于外，入房太甚，宗筋弛纵，发为筋痿，及为白淫。故《下经》曰：筋痿者，生于肝使内也。"《素问·生气通天论第三》曰："阳气者，大怒则形气绝……有伤于筋，纵，其若不容，汗出偏沮，使人偏枯。"

### （四）饮食失调

饮食五味应丰富多样、规律、适量，为筋提供充足的精微物质，筋得濡养，则刚劲有力、舒缩有序、屈伸灵活，《素问·生气通天论第三》曰："是故谨和五味，骨正筋柔。"饮食失宜，长期过度的饱食，就可以导致食物在胃肠内充满郁积，郁积过久，则导致胃肠筋脉松懈不收的变化，《素问·生气通天论第三》曰："因而饱食，筋脉横解，肠澼为痔。"

饮食偏嗜，或单纯酸味、辛味过量、过度，损伤筋气，也会出现筋的异常病变，《素问·宣明五气第二十三》曰："酸走筋，筋病无多食酸。"《素问·生气通天论第三》曰："味过于辛，筋脉沮弛，精神乃央。"《素问·五脏生成第十》曰："多食辛，则筋急而爪枯。"

## 二、病机

刺筋病证，出现筋形态、功能的一系列异常改变，病机变化如气滞血瘀、气血不足、阳气虚弱、阴寒内盛、筋气结聚等，症状变化如疼痛、屈伸失常、肿、拘急、变形、脏腑失常、五官失常等，这些改变，可单独出现，多两种、多种同时出现，互为因果，相互影响，使病变更为复杂、难愈。

### （一）疼痛

经筋疼痛病证约占30%，近1/3，也是将经筋病称为痹的原因，其他筋病也以疼痛为主要临床表现，疼痛的产生是由于筋气聚结，影响气血运行，不通则痛，或气血不足，精血亏损，筋失所养，不荣则痛；寒邪是疼痛的最常见邪气，寒主收引、凝滞，使筋收引、结聚、凝滞，产生疼痛，《素问·皮部论第五十六》曰："其留于筋骨之间，寒多则筋挛骨痛。"《素问·举痛论第三十九》曰："寒气入经而稽迟，泣而不行，客于脉外则血少，客于脉中则气不通，故卒然而痛……寒气客于脉外则脉寒，脉寒则缩蜷，缩蜷则脉绌急，绌急则外引小络，故卒然而痛，得炅则痛立止；因重中于寒，则痛久矣。"《素问·痹论第四十三》曰："痛者，寒气多也，有寒故痛也。"《灵枢·周痹第二十七》曰："风寒湿气，客于外分肉之间，迫切而为沫，沫得寒则聚，聚则排分肉而分裂也，分裂则痛。"《灵枢·五癃津液别第三十六》曰："寒留于分肉之间，聚沫则为痛。"

疼痛是筋病最常见的临床表现，可呈冷痛、酸痛、胀痛、刺痛、串痛、跳痛、牵扯痛、麻痛等，以冷痛为多为主，活动多加重，也是就诊的主诉，多与功能障碍同时并见，按压局部疼痛多加重，也有个别按压疼痛减轻或舒适。

部分疼痛部位较深者，由于肌肉等阻挡，用手按压可没有压痛，或有较小深压痛，是深部筋的病变，《灵枢·终始第九》曰："病痛者阴也，痛而以手按之不得者阴也。"《素问·举痛论第三十九》曰："寒气客于侠脊之脉，则深按之不能及，故按之无益也。"

热邪所致的经筋弛纵无力多伴有麻木，没有疼痛。

### （二）刚柔失调、活动障碍

经筋拘急、活动障碍病证 36 个，约占 50%，其他筋的病变也多伴有拘急、活动障碍或活动加重为主，筋病理改变是筋性结构受伤或慢性劳损，刚柔失调，舒缩、屈伸失常。

筋失于柔性则紧张、拘急、转筋、挛缩、扭转、牵拉、积聚、粘连、瘢痕等，使肢体屈伸障碍、俯仰困难、僵硬、活动受限等功能障碍，寒邪为病多见，《灵枢·邪气脏腑病形第四》曰："诸急者多寒。"《灵枢·经筋第十三》曰："阳急则反折，阴急则俯不伸。"《素问·痹论第四十三》曰："夫痹之为病……在于筋则屈不伸。"《灵枢·刺节真邪第七十五》曰:"虚邪之中人也,洒淅动形,起毫毛而发腠理。其入深……搏于筋,则为筋挛。"多与疼痛同时并见。

筋失于刚则筋萎软无力、弛纵不收、阴痿不用等功能异常,热邪为病多见,热灼阴液,筋失濡养,多与麻木同时并见。《灵枢·经筋第十三》曰:"经筋之病……热则筋弛纵不收,阴痿不用。"现多见于中枢或周围神经损伤性病证。

### (三)肿

肿是筋、经筋形态的病理改变,局部变高、变硬,多与疼痛并存,是筋形、气共同损伤病理改变的结果,是筋气、经气、气血受阻,气血不通,瘀阻局部所致,多伴有局部水液代谢障碍,《素问·阴阳应象大论第五》曰:"寒伤形,热伤气;气伤痛,形伤肿。故先痛而后肿者,气伤形也;先肿而后痛者,形伤气也。"《灵枢·寿夭刚柔第六》曰:"寒伤形,乃应形。"筋肿临床少见,偶然涉及,可伴不同程度功能障碍,多见于筋的急性损伤,或久病急性发作,高起、肿胀,疼痛加重,又有先痛后肿,先肿后痛,肿痛同起等,位置固定不移,多位置局限,《灵枢·经筋第十三》曰:"小指支跟肿痛……髀前肿……筋瘘颈肿。"《灵枢·刺节真邪第七十五》曰:"有所疾前筋,筋屈不得伸,邪气居其间而不反,发为筋瘤。"

### (四)筋气结聚、脏腑失调

筋气结聚,影响脏腑功能,一是筋维系内脏的位置,脏腑多悬挂于脊背部,腰背部筋气结聚异常,也可影响脏腑之筋的功能,出现脏腑病证。二是筋气结聚在腧穴及其附近,尤其是五输穴、背俞穴,影响脏腑所属经脉运行,可引起脏腑功能失常,出现脏腑病证。三是经筋布散于胸腹,也可影响胸腹部内脏功能,《灵枢·经筋》内科病证 12 个,包括癀疝、痼癃、痉、息贲、吐血、伏梁等,约占 13%,是由于经筋散于胸膈,影响脏腑功能,出现脏腑功能失常的改变。其他筋的异常改变也影响脏腑的功能,出现脏腑病证，这也是筋可以治疗内科病的原因，尤其后正中部位伤筋，影响支配脏器的脊神经及分支、自主神经等，可出现内脏功能失调，《素问·痹论第四十三》曰："五脏皆有合，病久而不去者，内舍于其合也……筋痹不已，复感于邪，内舍于肝。"

### （五）筋气拘结、经脉异常

筋与经脉都是纵行，相邻、相交，筋结部位与腧穴相邻，甚至重合，筋气聚结，影响腧穴的功能、经脉的运行，可致经脉运行失常，出现经脉病证。

筋、经筋因损伤、受凉拘急、痉挛，牵拉、压迫经脉，经脉位置可有异常改变，影响经脉的正常运行，可致经脉运行失常，甚至不通，出现经脉病证。

### （六）筋气结聚、五官失常

头面部是筋分布集中之处，头面暴露在外，寒邪易于侵袭，日常生活头面部也易于损伤，筋气易于聚结，影响五官的功能，出现功能失常的临床症状，常见于颈部、头颈结合部、面部等筋伤，这是筋可以治疗头面五官病证的原因。

手足三阳经筋循行于头面部，参与头面五官的生理功能，《灵枢·邪气脏腑病形第四》曰："首面与身形也，属骨连筋，同血合于气耳。"经筋篇头面经筋聚结"结"14处，约占全身"结"23%，单位面积占比较高，手足三阳经筋聚结，影响面部五官的功能活动，出现功能失常病证，经筋五官病证7个，包括卒口僻、目不合、目不开、耳中鸣、目瞑良良久乃得视、舌卷等，约占10%。

### （七）筋之拘急、结构改变

骨为机体活动的杠杆、支架，支持形体，筋束骨、利关节，人体的活动，力传递的方向、大小，由筋传至骨，筋骨维护人体各种力的平衡、协调和人体结构。如果人体因姿势不良日久，筋异常牵拉，或外伤、劳损、受凉等，筋拘急、紧张、痉挛，力量失衡，都会改变力的方向、大小，形成力的不平衡，会引起形态、结构的改变，甚至引起骨的病变，如脊柱的侧弯、生理曲度的变大、变小、骨盆的旋前、旋后、肩的高低、腿的长短、髋的内收、膝的内翻、足的内外翻、内外旋等。尤其人体下部、脊柱之筋，下部足踝为人体的底座，力的不平衡引起形态、结构的微小改变，因上部摆动幅度大，会引起上部较大变化；脊柱之筋为人体中轴，维系左右之筋的平衡、协调，脏腑悬挂其周围，脊柱之筋拘急、紧张、痉挛，会出现左右筋的失调和脏腑、经脉功能的失常。

### （八）筋气聚结，气血失常

外伤直接导致筋的损伤，劳损又称慢性损伤，是一个姿势、动作过长、过久，多次微量损伤的积累、复合，七情内伤为外部损伤提供了内在病理条件，外伤、劳损、七情内伤等原因，造成筋损伤的同时，多引起气血的运行失常，气滞血瘀，尤其七情损伤，筋结与气滞血瘀相互影响，是造成筋伤病变难治的原因。临床上可看到筋局部的形态、色泽、感觉的改变，又可看到舌质有瘀斑、瘀点等气滞血瘀的表现。

筋的病变日久，尤其老年患者，还会出现气血等不足的表现，临床上可看到筋局部的形态、色泽、感觉的改变，又可看到全身乏力、易疲劳、筋软无力等气血不足的表现。部分患者还会出现形寒肢冷、遇寒加重等阳气虚弱的表现。

### （九）中枢之筋，影响外周

中枢筋即后、前正中部位之筋、任督之筋，位于躯干、头面中间，为左右力的交会处，筋的病变多由损伤、受凉所致，引起生物力学改变，也就是力学失衡，一处力的失衡，会由其他力代偿，继发其他力的失衡，中枢筋波及，长期失衡，中枢筋必然受到影响，中枢筋的失衡，会影响脊柱筋、骨的结构、功能，产生所支配部位躯干、四肢、内脏等临床症状。生活中人坐姿、生活、工作等不良习惯，也会直接引起中枢筋的失衡，继发、影响相关部位力的失衡，日久产生临床症状。

中枢任督筋的失衡是脊柱相关病证的原因，是筋病变需要调节部位，也是针刺治疗的主要部位之一。

# 第五节　刺筋的作用

刺筋是主要针刺方法之一，主要作用于筋，调节筋，通过筋对脏腑、经脉、肉、骨等具有调节作用，同时筋主管运动，对力的平衡协调也有调节作用。《素问·调经论第六十二》曰："病在筋，调之筋。"《灵枢·九针十二原第一》曰："结虽久犹可解也"。

## 一、温筋散寒，舒筋通痹

经筋病多为感受寒邪，或阳气虚弱所致筋拘急、疼痛等，治疗当用温通之法，最常用的是燔针劫刺、焠刺，《灵枢·经筋第十三》曰："治在燔针劫刺……焠刺者，刺寒急也。"《灵枢·四时气第十九》曰："转筋于阳治其阳，转筋于阴治其阴，皆卒刺之。"燔针劫刺、焠刺都是用火针、温针烧针后，快速刺入、快速拔出的针刺方法，燔针劫刺、焠刺的火热、阳热之气，驱散寒邪，补助阳气，温通筋气，解除聚结，疏通筋气，通痹止痛。

十二经筋治疗皆用燔针劫刺，不能用寒凉的方法，我们现在说重要的话说三遍，而《灵枢》说了十三遍，何况在惜字如金的年代，可见其极端重要性，告诫我们只能用这个方法，是唯一选择，不能用其他方法。

对于火热所致的筋纵不收等，不能用燔针劫刺、焠刺，只能用其他方法，《灵枢·经筋第十三》曰："热则筋纵不收，无用燔针。"

其他筋的病证也多与感受风寒有关，燔针劫刺、焠刺，能祛风散寒、温通筋脉、舒筋活络、通痹止痛，多有较好疗效。《灵枢·寿夭刚柔第六》曰："刺布衣者，以火焠之。"

现在用较粗针具于筋结等部位反复提插产热，以温运经脉、筋、经筋，疏通筋结、筋气，缓解、松解拘急经筋，可以起到祛寒、解痉、松筋等作用。

## 二、在筋调筋，缓急柔筋

筋之为病，筋气聚结，出现筋的拘急、转筋、疼痛等，治疗直取病筋针刺，用燔针劫刺、焠刺等快刺，舒筋柔筋、缓解筋紧张、痉挛、拘急，《素问·调经论第六十二》曰："燔针劫刺其下及与急者。"《灵枢·终始第九》曰："在筋守筋"。

对于寒性不明显者，也可不用燔针劫刺、焠刺，而用恢刺、关刺等刺法，恢刺、关刺也是《灵枢》刺筋常用刺法，恢刺直刺旁之，举之前后，恢复筋急，关刺直刺左右尽筋上，也是"在筋守筋""候病所在"而刺之，通过针刺和"举之前后""直刺左右尽筋上"等手法，治疗筋急等病证，《灵枢·卫气失常第五十九》曰："筋部无阴无阳，无左无右，候病所在。"可久留针以候气，疏通筋气，缓解筋的紧张、拘急、痉挛，缓急柔筋，消除疼痛。调筋针刺局部，不像疏通经脉那样，取经脉的远端腧穴，尤其五输穴，但可以取筋上下、左右的对应部位、反应点等。

## 三、恢复平衡，调节体态

筋束骨、利关节，人体的活动，力传递的方向、大小，由筋传至骨，筋维护人体各种力的平衡、协调。如果人体因姿势不良，异常牵拉，或外伤、劳损、受凉等，筋受损伤，则筋拘急、紧张、痉挛，力量失衡，都会改变力的方向、大小，日久体态发生改变。刺筋疗法通过针刺筋，调节人体筋的拘急、紧张、痉挛，纠正力的方向、大小，使筋及力逐渐恢复平衡、协调，则体态随之恢复。

刺筋调力、恢复平衡，除选择局部筋外，还应注意选择下部、脊柱、相关部位等之筋，下部尤其足踝为人体根基，影响整个机体之力，其微小变化，日久可导致上部较大改变，下部力的调整，上部力逐渐调整恢复正常。脊柱为中轴，为左右筋之会，对左右之筋有较好调节作用，脊柱筋的调节，左右筋恢复平衡、协调。筋的相关部位尤其拮抗、协同、同向、同气等部位，也是调节筋，使其恢复平衡的较好部位，所以下部、脊柱、相关部位之筋都是恢复体态较好部位。

刺筋疗法虽然是力平衡的恢复的较好方法，但筋附着于骨、靠骨支撑，所以刺筋的同时，也可兼顾刺骨，筋骨同调，对力失衡和体态的恢复才有长期、持久疗效，尤其久病、疑难病证。

## 四、针刺于筋，调节脏腑

筋与肝、肾、脾胃、胆等相关，针刺筋可调节相应的脏腑功能，治疗脏腑病证。刺筋疗法对筋的关刺、恢刺等，肝胆应筋，通过针刺调节肝胆的功能，《灵枢·官针第七》曰："三曰关刺，关刺者，直刺左右尽筋上，以取筋痹，慎无出血，此肝之应也。"再通过肝胆调节有关脏腑的功能活动，因为肝主疏泄、条畅气机，对全身其他脏腑具有调节作用，针刺筋可治疗肝及其他脏腑病症。《灵枢·热病第二十三》曰："热病面青，脑痛，手足躁，取之筋间，以第四针，于四逆；筋躄目浸，索筋于肝，不得索之金，金者，肺也。"其他脏腑与筋也有关系，针刺筋也可以治疗其他脏腑病证。

刺筋疗法治疗脏腑病证，根据患者不同的疾病，选择相应经脉腧穴及其附近之筋，尤其背俞穴、五输穴等之筋。针刺筋，由于燔针劫刺、焠刺、恢刺、关刺等手法较重、刺激较强，疗效较好，故在临床上常用治疗一些脏腑慢性疼痛、疑难病证、久病等，但也较痛，一般不作为脏腑病证常规疗法。

## 五、针刺于筋，疏通经脉

经脉循行于分肉之间，《灵枢·经脉第十》曰："经脉十二者，伏行分肉之间，深而不见。"与筋多交会、并行，可以认为经脉是在筋、经筋等之间穿行，筋、经筋的拘急、挛缩，牵拉、压迫经脉，影响经脉的运行，甚至使经脉运行不通。筋结多与腧穴相邻、重叠，也影响腧穴输注气血的功能，针刺筋、经筋，缓解筋、经筋的拘急、挛缩，解除对经脉的异常牵拉、压迫，使经脉运行恢复正常轨迹，同时消除对腧穴的异常影响，都有利经脉的疏通、运行。

## 六、针刺于筋，五体同调

皮、肉、筋、骨、脉五体相互联系、交织在一起，构成一个有机整体，刺筋疗法虽然刺筋，治疗筋病，但五体可同时得到不同程度治疗。刺筋首先刺入的是皮，对皮有调节作用；其次是筋肉相连，在刺筋时，虽然尽量躲避肌肉，避免损伤肌肉，但也不同程度的刺激肌肉，同时筋的松解，缓解了对肌肉的异常牵拉刺激，使肌肉放松，间接调整了肌肉；最后刺的是骨，筋附着于骨，筋牵拉骨，骨病多是筋病的进一步发展，刺筋可放松牵拉，消除异常高应力，骨也得到治疗；脉无处不在，多与肌肉伴行，调节筋肉时，脉也得以调节。针刺于筋，五体同调，只是针刺的部位、针具、手法、深度、强弱有所侧重，这也是刺筋可以治疗多种疾病、多科病证的原因。

# 第六节　刺筋部位

刺筋部位就是针刺筋的病变部位，即"病所在"，《内经》已做了反复论述，《素问·调经论第六十二》曰："病在筋，调之筋。"《灵枢·卫气失常第五十九》曰："筋部无阴无阳，无左无右，候病所在。"《灵枢·四时气第十九》曰："转筋于阳治其阳，转筋于阴治其阴，皆卒刺之。"杨上善："以筋为阴阳气之所资，中无有空，不得通于阴阳之气上下往来，然邪入腠袭筋为病，不能移输，遂以病居痛处为输，故曰筋者无阴无阳，无左无右，以候痛也。"主要选择有感觉、色泽、形态等改变的阳性筋结部位，"以痛为输"，没有阳性反应者，一般不选取，刺拘急寒证可久留针，《灵枢·邪气脏腑病形第四》曰："是故刺急者，深内而久留之。"刺筋部位以阳经和足经循行部位筋、筋结为主。

## 一、四肢关节之筋

经筋"结"以腕、肘、踝、膝等关节及其附近为主，共27处，约占44%，四肢34处，约占55%。四肢之筋结聚也占多数，以关节之筋为主，这些部位是筋、经筋损伤的主要部位，也是针刺筋治疗的主要部位。其原因一是四肢关节之筋为结聚部位。四肢之筋的关节及其附近为肌腱、韧带附着点《素问·五脏生成第十》曰："诸筋者，多属于节。"多是筋结聚部位，是筋气损伤部位、瘀阻部位，也是刺筋治疗部位。二是四肢关节之筋结聚部位多为腧穴之处。经筋循行路线与经脉相近、相邻、相交、相似，筋结聚处多与腧穴相近、相邻，甚至重叠，尤其踝、膝、腕、肘部阳性筋结处有五输穴的原穴、输穴、合穴，针刺筋结，对腧穴、经络及其所属脏腑具有调节作用，而且具有较好调节作用，也是治疗经络、脏腑病证的主选部位，经络、腧穴的调节对筋也具有治疗作用。其实四肢关节处筋结、腧穴是站在不同角度的人为划分，针刺的多是同一组织结构。三是现代医学认为人体感受器关节周围分别密集，是传导疼痛信号的密集部位，也是针刺治疗的较好部位，故刺筋的主要方法为关刺，即关节之处的刺法。

### （一）腕部筋结

腕部经筋筋结5处，"结于腕"3处、"结于鱼后"1处、"结于锐骨"1

处，多与手阳经输穴、阴经输穴（原穴）相近、相邻、重叠，腕部肌肉较小、肌腱、韧带附着点较多，腕关节日常活动较多，易于损伤，使筋结聚，多有压痛等阳性反应，刺筋能疏通筋气聚结，解除筋拘急、痉挛，用于手部筋的病证及相关筋病，对手经脉病证也有治疗作用。腕部筋结较小、较浅，可用毫针、小号圆利针等。

### （二）肘部筋结

肘部经筋筋结6处，"结于肘内锐骨之后"1处、"结于肘"1处、"结于肘外"1处、"结肘中"1处、"结肘内廉"2处，多与手经合穴相近、相邻、重叠，肘关节日常活动频繁，易于损伤，尤其内、外上髁，肘部其他筋也多有损伤，使筋结聚，筋气不通，多有压痛等阳性反应，刺肘部筋能疏通筋气聚结，解除筋拘急、痉挛，用于肘部筋的病证及相关筋病，对手经脉病证也有治疗作用。肘部阳性反应筋结针刺避免神经、血管的损伤。

### （三）踝部筋结

踝部经筋筋结5处，"结于踝"1处、"结外踝"1处、"结于跗上"1处、"结于内踝"1处、"结于内踝之前"1处，多与足阳经输穴、阴经输穴（原穴）相近、相邻、重叠，人体各种行走等功能活动，都有踝关节参与，踝承载人体体重，行走、奔跑等不慎，踝容易损伤，筋、经筋损伤，出现疼痛、肿胀、功能障碍、足内外翻、内外旋变形等，日久还会对整体生物之力产生不利影响，使机体生物之力失衡，产生大量继发病证，刺踝部筋能疏通筋气聚结，解除筋拘急、痉挛，用于踝部筋的病证及相关筋病，对足经脉、所属脏腑及其全身病证也有治疗作用。

### （四）膝部筋结

膝部筋结5处，皆为足阳经筋结聚，"结于膝"2处、"结于腘"1处、"结于膝外廉"2处。膝关节周围4处，足太阴经筋"结于膝内辅骨"1处、足少阴、厥阴经筋"结于内辅之下"2处、足阳明经筋"结于外辅骨"1处。

膝部筋结多与足经合穴相近、相邻、重叠，人体各种行走等功能活动，都有膝关节参与，下蹲劳动、爬山、上下楼梯、锻炼不当、超重负荷过大等，容易损伤膝筋、经筋等，膝部筋结是人体损伤的高发部位，出现疼痛、肿胀、功能障碍等，日久出现内外翻变形等，还会对机体生物之力产生不利影响，使全身生物之力失衡，产生继发病证，刺膝部筋能疏通筋气聚结，解除筋拘急、痉挛，用于膝部筋的病证及相关筋病，对足经脉及其所属脏腑病证也有治疗作用。膝部针刺注意不要损伤关节面，腘窝不要损伤神经、血管。

### （五）肩部筋结

肩部经筋结有 5 处，足太阳"结于肩髃"、手太阳经筋"结于腋下"、手阳明经筋"结于髃"、手太阴经筋"结肩前髃"、手厥阴经筋"结腋下"、多与经脉腧穴相近、相邻、重叠。肩关节是人体活动幅度最大的关节，关节头大关节盂小，极不稳定，靠周围筋维系稳定，日常生活活动幅度大、频率高，易于损伤，肩筋、经筋损伤使筋结聚，筋气不通，产生疼痛、活动障碍、肩高低、肩旋前、旋后变形等，刺肩部筋能疏通筋气聚结，解除筋拘急、痉挛，用于肩部筋的病证及相关筋病。

### （六）髋部筋结

髋部及周围经筋结有 6 处，足太阳"结于臀"、足少阳经筋"结于伏兔之上，后者结于尻"、足阳明经筋"结于髀枢""结于髀"、足太阴经筋"结于髀"，多与经脉腧穴相近、相邻、重叠。髋关节活动度小，负重多，髋部及其周围筋、经筋损伤使筋结聚，筋气不通，产生疼痛、活动加重、活动受限等，刺髋部筋能疏通筋气聚结，解除筋拘急、痉挛，用于髋部筋的病证及相关筋病，髋部软组织较厚，刺入较深，恢刺施行手法较困难，多以关刺为主，阳性筋结圆利针、大针、长针刺入，施以提插等手法。

踝、腕、膝、肘、髋、肩等生物之力是一个整体，甚至包括头颈、上肢，这些部位寻找阳性筋结时，要注意其关联性、整体性、方向性、协作性、拮抗性，既针刺调理局部，又选择相关部位，以利于整体生物之力的协调、平衡。

## 二、督脉之筋

督脉循行于后正中线，虽然《灵枢·经筋》没有论述督脉经筋，但督脉之筋、经筋是人体筋的中枢，有稳定脊柱、参与、限制脊柱活动的作用，这些部位可调节督脉之筋气，是筋调节的高效部位，再通过督脉调节经络、脏腑的功能，从西医角度调节脑神经、脊髓中枢神经、神经节、神经干、神经根等，通过神经调节其支配的脏器、组织等，督脉之筋是刺筋的常用部位。一是督脉之筋调节力的平衡。督脉之筋位于人体后正中线，为人体左右筋的结合部，左右之筋汇聚之处，正常两侧之力基本相等、平衡，对于两侧之筋失衡病证，针刺督脉之筋，从正中筋进行调节，有利于对力失衡的调节，使双侧之力趋于动态平衡，且不会产生新的左右两侧力的不平衡。二是督脉之筋调节脏腑。脏腑位于脊柱部及两侧，五脏中肺与肾左右对称，位于脊柱两侧，心、脾位于脊柱左侧，肝位于脊柱右侧。六腑中胃、大小肠、三焦、膀胱位于脊柱前及两侧，胆位于脊柱右侧，内脏靠筋悬挂于脊柱及其体壁，可以说脏腑分布于脊柱周围，位置比邻本身就是重要关系，督脉上段之筋与脑、心、肺等关系密切，督脉中段之筋与脾、胃、肝、胆等关系密切，督脉下段之筋与肾、膀胱、大小肠、子宫等关系密切，督脉与脏腑生理上相互联系，病理上相互影响，且互为治疗，督脉及周围之筋连接脏腑之筋，针刺督脉之筋可调节脏腑的功能。同时脏腑背俞穴位于脊柱两侧，通过对两背俞穴连线中点刺筋，对背俞穴及脏腑也有直接调节作用，是调节脏腑重要部位。三是督脉之筋调节其他经筋。后正中除督脉经筋循行外，其他经筋在循行过程中，与脊柱直接关联，如足太阳经筋"上挟脊"、足少阳经筋"结于尻"，足阳明经筋"属脊"、足太阴经筋"著于脊"、足少阴经筋"循脊内挟膂"、手阳明经筋"挟脊"，直接与督脉经筋相连、相会，加强了督脉与其他经筋的联系，扩大了督脉之筋的治疗范围。

督脉骨突（棘突）之筋是筋的汇集之处，如骶中嵴、大椎、枕骨粗隆等是周围乃至更大范围筋的汇聚之处，对筋局部、更大面积甚至全身都有调节作用。四是督脉之筋调节神经。督脉之筋深处为脑髓、脊髓等中枢神经，中枢神经对全身具有支配、调节作用，也是神经根发出之处、脊神经后支内侧支分布之处，在此针刺对支配区域病证有调节作用。

督脉之筋为刺筋疗法的常用部位、效果较好部位，取筋结聚压痛等阳性反应部位，对颅脑、脊柱病证及全身相关病证都有较好调节作用。

### （一）头部督脉之筋

头为脑髓的外壳，内容脑髓，督脉之筋，神庭至风府穴之间，有矢状缝、人字缝等，为大脑与自然界进行物质、能量、信息交换之处，枕骨粗隆为头、颈、后背等肌肉、筋附着之处，为筋气聚会处，受力集中点，也是易于损伤之处，治疗选择督脉之筋，从中医角度调节督脉、脑髓，通过督脉、脑髓对全身进行调节；从西医角度调节大脑中枢，通过大脑中枢神经对全身进行调节，故头骨之筋不但治疗颅脑、五官病证，还能治疗全身病证。针刺头部督脉之筋穿过皮肤，刺入筋中施以手法即可。头颅刺筋多选玉枕关、上丹田、百会等，是最主要刺筋部位。

#### 1. 玉枕关

玉枕关位后枕部，在枕外隆突稍下，是人体之筋汇聚之处，不但督脉之筋汇聚于此，其他多条纵行、横行之筋也汇聚于此，是"神"的中心、生命之根，为道家内丹最不易通过之处，其窍最小而难开，《奇经八脉考》曰："灵枢经曰：颈中央之脉，督脉也，名曰风府。"《尹真人寥阳殿问答编》曰："人之后脑骨，一名风池，其窍最小而难开……此关名玉枕。"相当于风府穴稍上，人体最早的活动为抬头，枕外隆突为最早的应力点，也是应力最集中处，活动时间最长、频率最高，筋易于损伤，导致压痛等阳性反应，针刺能清利头目、通利督脉、通经止痛、调节脏腑，为治疗首选。《素问·骨空论第六十》曰："风从外入，令人振寒，汗出，头痛，身重，恶寒，治在风府，调其阴阳，不足则补，有余则泻。大风颈项痛，刺风府，风府在上椎。"位置在后发际正中直上一寸之上，督脉循行路线上，枕外隆突下朝内上按之较硬，有骨质感，也多有阳性反应。《灵枢·海论第三十三》曰："脑为髓之海，其输上在于其盖，下在风府。"玉枕关朝内上针刺至骨，在筋中施以恢刺、关刺等手法。

### 2. 百会

百会意为百脉于此交会，为手足三阳经、督脉、足厥阴肝经之会，又名三阳五会，也是筋的汇聚之处，具有调节筋、手足三阳经、督脉、足厥阴肝经、脑髓的作用，治疗手足三阳经、督脉、足厥阴肝经、脑髓的病证，对全身病证也有调节作用，能清利头目、醒神定志，百会垂直针刺，施以恢刺、关刺等手法。

### 3. 上丹田

上丹田为督脉印堂之处，此处是"意"的中心，真气的根源，精神意识是生命的主宰，真气是生命之根本，意识中定才能感应到整体，其气归根才能运化全身，此窍是生命活动的核心，守之可祛病延年，失之则衰老衰亡。意的活动都是通过此窍，是识神的"出入之门"，《素问·本病论第七十三》曰："心为君主之官，神明出焉，神失守位，即神游上丹田，在帝太一帝君泥丸宫下。神既失守，神光不聚，却遇火不及之岁，有黑尸鬼见之，令人暴亡。"上丹田位于两眉连线与前正中线之交点处，能清利头目、安神定志，治疗督脉、脑的病证，对全身病证也有调节作用，上丹田软组织较薄，用针垂直针刺，施以恢刺、关刺等手法，偶尔用之。

### （二）棘突之筋

颈、胸、腰椎棘突位居督脉循行路线上，为督脉之筋附着、结聚之处，都是刺筋部位，尤其夹脊关、大椎等，夹脊关为第七胸椎棘突上下；大椎为第七颈椎棘突下，是手足阳经气汇聚之处，也是筋聚集处，有较好调节作用，可调节督脉及相关脏腑的功能。颈、胸、腰椎棘突内有脊髓中枢，两侧有神经根发出，前有神经节，可考虑脊髓节段分布与神经根所支配部位之间的对应关系，也可考虑有关脏腑背俞穴的关系。棘突之筋能通利督脉、调节脏腑，可治疗与其相对应的组织、器官病证，对全身病证也有一定治疗作用，选取棘突多选取压痛、形态、色泽改变等阳性处，棘突刺筋，垂直刺入，在棘突尖部施以恢刺、关刺等手法。《素问·骨空论第六十》曰："督脉生病治督脉，治在骨上。"

### （三）棘突间之筋

棘突间为督脉之筋组成部分，与督脉腧穴位置相同，可作为棘突之筋的补充，多选取压痛、形态、色泽改变等阳性处，垂直刺入，上下靠近棘突提插针刺，一般不施以手法，不可刺入过深，以防损伤脊髓，偶尔用之。

### （四）骶中脊之筋

骶中脊为督脉、椎骨下端脊柱的平衡点，是筋下部纵行、横行交会之处，为尾闾关的范围，在人体骶骨之正中，《金丹大成集》曰："水火之际曰尾闾关。"亦叫虚危穴。尾闾关可通内肾之窍。从此关起一条髓路，号曰漕溪，又名黄河，乃阳升之路。骶骨之筋具有调节督脉的功能，能强壮腰脊、温肾壮阳、补肾培元、调理脏腑，骶骨前有副交感低级中枢、脑脊液，有较好调节作用，骶骨之筋不但治疗腰骶病证，而且对全身病证具有调节作用。《灵枢·癫狂第二十二》曰："内闭不得溲，刺足少阴、太阳与骶上以长针。"《素问·刺热第三十二》曰："热病气穴：……荣在骶也。"骶中脊刺筋，垂直刺入，施以恢刺、关刺等手法。

### （五）尾骨之筋

尾骨是脊柱中最不发达的部分，代表尾巴的退化器官，但掌管脊柱平衡，尾骨尖部是督脉第一个穴位，《素问·骨空论第六十》曰："脊骨下空，在尻骨下空。"为尾闾关的范围，尾骨尖部有多筋附着，也是较好调节部位，对局部、全身都有调节作用，能强壮腰脊、补肾培元、调理脏腑，治疗腰骶病证及经脉、脏腑病证。尾骨刺筋取侧卧屈曲位，朝内上方向刺至尾骨尖，施以恢刺、关刺等手法，尾骨尖有时歪斜，刺筋要重点刺偏歪侧，以利恢复平衡，刺尾骨之筋注意不要伤及肛肠。

## 三、任脉之筋

任脉行于前正中线，与督脉相对应，任督前后两侧力是平衡的，任脉之筋易于损伤，也是筋结聚之处，是较常用刺筋部位。

### （一）胸部之筋

胸骨位于胸腔前部，胸部之筋结聚之处主要有膻中、天突、巨阙等。

#### 1. 膻中（中丹田）

膻中为胸骨正中，中丹田所在，位任脉循行路线上，为宗气之所聚，元气的聚集处，又称气舍，绛宫，为八会穴之一，气之会，心包募穴，足太阴、少阴，手太阳、少阳、任脉交会穴。此窍开则心胸开阔、形体舒展、经气通顺。其他腧穴针刺效果不好时，可发现膻中多有筋结等阳性反应，说明此处筋气易于聚结，需针刺膻中，以疏通筋气、经气，再刺其他腧穴，多有较好疗效。膻中后有胸腺、心肺、大动脉，是较好调节部位，能开胸顺气、止咳平喘、理气活血，膻中刺筋主要治疗心肺、胸部病证，对全身之气也具有调节作用，治疗全身病证。膻中软组织较薄，用针垂直针刺即可。

#### 2. 天突

天突位胸骨上窝，颈胸交界处、任脉循行曲折处，任脉之筋结聚处，为任脉、阴维交会穴，是较好调节部位，天突处有肌肉、肌腱附着，内有星状神经节、甲状腺、血管等，天突刺筋有调节任脉之筋、任脉经气、局部肌肉、神经、血管等的作用，能开胸顺气、止咳平喘，主要治疗心肺、胸部病证，对头面五官病证也具有调节作用。天突要朝下斜刺，谨慎操作，不宜针刺过深、用力过大。

### 3. 鸠尾

鸠尾是任脉络穴，位于胸腹交界处、上中焦交界处、十二原"膏之原"，任脉循行曲折处，任脉之筋结聚处，具有调节任脉之筋气、任脉经气、胸腹的作用，能开胸顺气、理气活血、养心安神、调理脾胃，用于胸痹、心悸、胃痛、头痛、颈椎病、癫狂病、气喘等治疗。针尖朝向剑突斜刺，要谨慎操作，不要刺伤内脏。

### （二）曲骨

曲骨为督脉起点，《素问·骨空论第六十》曰："督脉者，起于少腹以下骨中央。"又是任脉之筋结聚处，任脉循行之处，为下丹田的范围，系足厥阴肝经与任脉之会，《素问·骨空论第六十》曰："任脉者，起于中极之下。"曲骨可调节任脉之筋气、任脉经气、督脉、足厥阴肝经功能，任脉为阴脉之海，通过任脉可调节足三阴经的功能，能调理下焦、滋补肝肾、温肾培元。曲骨内为膀胱、子宫、前列腺等泌尿、生殖器官等，调节泌尿、生殖等病证，曲骨为耻骨联合处，稍用力刺入，施以恢刺、关刺等手法。

腹白线为任脉之筋，其阳性部位也可针刺，刺入要浅。

## 四、头面之筋

头面肌腱、韧带较多、较细小，筋结也密集，头面经筋筋结14处，约占22%，络1处，共15处。头6处，足太阳经筋"结于枕骨""结于完骨"、足少阴经筋"结于枕骨"、手太阳经筋"结于耳后完骨"、手少阳经筋"结于角"、手阳明经筋"络头。"面9处，足太阳经筋"结于舌本""结于鼻""结于頄"、足少阳经筋"结于頄""结于目眦为外维"、足阳明经筋"结于鼻""结于耳前"、手太阳经筋"结于颔"、手阳明经筋"结于頄"，以手足三阳经筋为主，充分说明了经筋与头面密切联系，多与手足经脉、督脉腧穴相近、相邻、重叠。头面暴露于外，风吹日晒、日常活动，筋、经筋易于受凉、损伤，使筋结聚，筋气不通，引起头面五官病证，刺筋能疏通筋气聚结，解除筋紧张、拘急，用于头面部筋的病证，对经脉也有治疗作用。头面部软组织较薄，筋结较小、较浅，用较小号圆利针、毫针刺入，施以恢刺、关刺等较轻手法。

## 五、其他部位筋结

### （一）四肢非关节筋结

四肢非关节筋结，经筋篇有足太阳、足少阴经筋"结于踵""结于踹外"、足少阳"结于伏兔之上"、也会有其他部位筋结，治疗选择阳性筋结，圆利针恢刺、关刺，寒性者燔针劫刺、焠刺。

### （二）躯干筋结

躯干经筋筋结有足少阳经筋"结于缺盆"、足阳明经筋"至缺盆而结"、足太阴经筋"结于脐""结于肋"、足厥阴、足少阴经筋"结于阴器"、手太阴经筋"结缺盆""结胸里"、手少阴经筋"结于胸中"，有"结于缺盆"3处、"结胸里"2处、"结于肋"1处、"结于阴器"2处、"结于脐"1处，也有筋的其他结聚。

#### 1. 缺盆

缺盆为锁骨上窝中央，锁骨上窝深部有肺尖、神经、血管，有调节肺、神经的作用，治疗胸肺、颈部病证，注意不要深刺，针刺要缓慢、摸索进针，一般沿锁骨上缘针刺，圆利针贴锁骨针刺，或针刺压痛锁骨上窝部颈椎横突，施以关刺出针。

#### 2. 胸肋

经筋中有2处"结胸里（中）"，"散胸中"2处，"系于膺乳"1处，经筋中有1处"结于肋"、1处"散前后挟胁"，还有其他筋的病理改变，这些部位具有调节心肺、胸肋作用，治疗胸肺、肋部疼痛病证，治疗选择胸肋部压痛等阳性反应之筋，多附着于胸骨、肋骨，圆利针、毫针刺入，行恢刺、关刺手法后出针，注意不要刺入胸腔，损伤内脏。

### 3. 椎旁

椎旁为两条足太阳经循行，经筋有"足太阳之筋……上结于臀，上挟脊，上项""足少阴之筋……循脊内挟膂，上至项"等，椎旁筋、经筋结聚，也会影响脏腑等功能，有压痛等阳性反应点，圆利针、毫针朝内刺入，可深刺至后关节囊，行恢刺、关刺手法后出针，注意不要刺入胸腹腔、脊髓。

## 六、分肉之间

分肉之间简称分间，分间是肌肉与肌肉的间隙，也是筋性组织，对筋也具有调节作用，用以治疗筋的病证，《素问·长刺节论第五十五》曰："病在筋，筋挛节痛，不可以行，名曰筋痹。刺筋上为故，刺分肉间，不可中骨也。"

由于分间两侧是肌肉，故对两侧肌肉都有调节作用，所以分间也是调节肌肉、治疗肌痹的部位，用用圆针分刺、关刺法，《灵枢·官针第七》曰："分刺者，刺分肉之间也……合谷刺者，左右鸡足，针于分肉之间，以取肌痹，此脾之应也。"《灵枢·官针第七》曰："病在分肉间，取以圆针于病所。"《素问·长刺节论第五十五》曰："病在肌肤，肌肤尽痛，名曰肌痹，伤于寒湿。刺大分、小分，多发针而深之，以热为故。"

# 第七节　刺筋针具

刺筋针具主要有圆利针、毫针等。

## 一、圆利针

### （一）概念

圆利针为刺筋的专用针具，《灵枢·九针论第七十八》曰："六者律也。

律者调阴阳四时而合十二经脉，虚邪客于经络而为暴痹者也。故为之治针，必令尖如氂，且圆其锐，中身微大，以取暴气……六曰圆利针，取法于氂，针微大其末，反小其身，令可深内也，长一寸六分，取痈痹者也"（图1-1）。《灵枢·九针十二原第一》曰："圆利针者，尖如氂，且员且锐，中身微大，以取暴气。"氂，牦牛尾也。圆利针针尖如牛尾，对筋的刺激性较强，不易损伤血管，用于筋痹。《素问·长刺节论第五十五》曰："病在筋，筋挛节痛，不可以行，名曰筋痹。刺筋上为故，刺分肉间，不可中骨也；病起筋炅，病已止。"

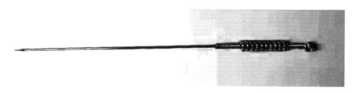

图 1-1　圆利针

## （二）作用

### 1. 温筋柔筋、通筋活筋

圆利针恢刺、关刺等刺法，恢刺直刺旁之，举之前后，恢复筋急，关刺直刺左右尽筋上，也是"在筋守筋""候病所在"而刺之，通过针刺和"举之前后""直刺左右尽筋上"等手法，摩擦筋，产生热感，温筋活筋，疏通筋气，治疗筋痹，《灵枢·卫气失常第五十九》曰："筋部无阴无阳，无左无右，候病所在。"《素问·调经论第六十二》曰："病在筋，调之筋。"

### 2. 祛风散寒、除湿通痹

圆利针治疗"虚邪客于经络而为暴痹者也。"（《灵枢·九针论第七十八》），具有祛风散寒、除湿通痹的作用，用以突发痹证。

### 3. 舒筋活络、通行经络

《灵枢·九针论第七十八》曰："律者，调阴阳四时而合十二经脉，虚邪客于经络而为暴痹者也。"圆利针"合十二经脉"，能通行十二经脉，治疗"客于经络"之暴痹，具有舒筋活络、通行经络的作用。《灵枢·杂病第二十六》曰："膝中痛，取犊鼻，以圆利针。"

### 4. 疏通经脉、调节脏腑

圆利针还可调节脏腑的功能，尤其针刺背部之筋、五输穴部位之筋，具有一定的疏通经脉、调节脏腑功能的作用，治疗经脉、脏腑病证，《素问·通评虚实论第二十八》曰："腹暴满，按之不下，取手太阳经络者，胃之募也，少阴俞去脊椎三寸旁五，用圆利针。"《灵枢·热病第二十三》曰："热病嗌干多饮，善惊，卧不能安，取之肤肉，以第六针（圆利针）。"

## （三）针刺部位

（1）**筋**：筋结聚压痛处。

（2）**经筋**：经筋拘急、压痛处。

（3）**腧穴**：顽固性经脉腧穴瘀滞处。

## （四）刺法

圆利针是近年来运用较多、发展较快的九针之一，刺法也较多，多用于筋痹痛，《灵枢》刺法有：

（1）**恢刺**：《灵枢·官针第七》曰："三曰恢刺，恢刺者，直刺旁之，举之前后，恢筋急，以治筋痹也。"恢刺就是圆利针从经筋的挛缩点旁边旋转用力进针，针刺筋结点及其旁边，并向前向后做抬举的手法，恢复筋、经筋原来状态，畏针者可给予局麻药，用以治疗筋痹，5～7天1次。

（2）**关刺**：《灵枢·官针第七》曰："三曰关刺，关刺者，直刺左右尽筋上，以取筋痹，慎无出血，此肝之应也；或曰渊刺；一曰岂刺。"强调的是针刺组织，就是直刺肢体关节的筋，注意针刺时不能出血，肝在体为筋，这是适合于肝脏的刺法，是圆利针最常用的刺法，主治筋痹。局部消毒后，圆利针旋转用力刺入，到达需要的深度，退至皮下，再往左右、上下倾斜后刺入2～3下，以减少通过皮的疼痛，针刺快进快出，不留针，出针棉签按压，畏针者可给予局麻药，5～7天1次。

## （五）主治

### 1.《内经》治疗病证

《内经》论述圆利针有 9 处，分别治疗 8 种病证，其中有 5 证是筋痹疼痛，2 处为内脏病证，1 处是病的性质。

（1）痹气暴发：《灵枢·官针第七》曰："病痹气暴发者，取以圆利针。"

（2）痛痹：《灵枢·九针论第七十八》曰："六曰圆利针，取法于氂针，微大其末，反小其身，令可深内也，长一寸六分，主取痛痹者也。"

（3）暴气：《灵枢·九针十二原第一》曰："圆利针者，尖如氂，且圆且锐，中身微大，以取暴气。"《灵枢·九针论第七十八》曰："六者，律也。律者，调阴阳四时而合十二经脉，虚邪客于经络而为暴痹者也。故为之治针，必令尖如氂，且圆且锐，中身微大，以取暴气。"

（4）髀痛：《灵枢·厥病第二十四》曰："足髀不可举，侧而取之，在枢合中，以圆利针，大针不可刺。"

（5）膝中痛：《灵枢·杂病第二十六》曰："膝中痛，取犊鼻，以圆利针，针间而发之，针大如氂，刺膝无疑。"

（6）小邪：《灵枢经·刺节真邪第七十五》曰："刺小者用圆利针。"

（7）腹暴满：《素问·通评虚实论第二十八》曰："腹暴满，按之不下，取手太阳经络者，胃之募也，少阴俞去脊椎三寸傍五，用圆利针。"

（8）热病嗌干多饮，善惊，卧不能安：《灵枢·热病第二十三》曰："热病嗌干多饮，善惊，卧不能安，取之肤肉，以第六针（圆利针），五十九刺，目眦青，索肉于脾，不得，索之木，木者肝也。"

### 2. 圆利针治疗病证

圆利针刺激较重，针感较强，疗效较快、较好，但针刺疼痛较重，一般病证不作为常规针刺方法，适于痹证、脏腑病证顽固难愈者的治疗。

**（1）躯干、四肢筋痹：** 如头痛、颈椎病、肩周炎、网球肘、腰椎病、股骨头缺血坏死症、膝关节骨性关节炎等。

（2）脏腑功能失调病证：如心悸、心痛、胸闷、善惊、咳喘、胃痛、腹泻、便秘、口干等。《素问·通评虚实论第二十八》曰："腹暴满，按之不下，取手太阳经络者，胃之募也，少阴俞去脊椎三寸傍五，用圆利针。"

## 二、毫针

毫针现在为临床最常用的针具，也是古《灵枢》针刺的主体，今治疗皆以痹证疼痛、麻木等为主，以针刺经脉腧穴为主，也刺筋，多用于小的筋结针刺。

### （一）概念

《灵枢·九针论第七十八》曰："七者星也。星者人之七窍，邪之所客于经，舍于络，而为痛痹者也，故为之治针，令尖如蚊虻喙，静以徐往，微以久留，正气因之，真邪俱往，出针而养者也……七曰毫针，取法于毫毛，长一寸六分，主寒痛痹在络者也。"《灵枢·九针十二原第一》曰："毫针者，尖如蚊虻喙，静以徐往，微以久留，正气因之，真邪俱往，出针而养，以取痛痹"（图1-2）。毫针即我们所说的针灸针，较为细小，损伤较小，是九针中最常用者，用途最广。

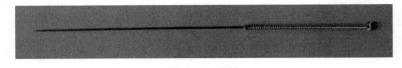

图1-2　毫针

### （二）作用

#### 1.疏风散邪、驱除外邪

毫针具有驱除外邪、祛风散寒等作用，尤其邪侵经络者，治疗"邪之所客于经，舍于络"的病证（《灵枢·九针论第七十八》）。

#### 2.舒筋活络、通痹止痛

毫针具有舒筋活络、通痹止痛的作用，用于治疗筋痹，也可治疗皮痹、脉痹、肉痹等，《灵枢·九针十二原第一》曰："毫针者，尖如蚊虻喙，静以徐往，微以久留之而养，以取痛痹。"《素问·缪刺论第六十三》曰："邪客于足少阳之络，令人留于枢中痛，髀不可举，刺枢中以毫针，寒则久留针。"

### 3. 扶助阳气、温经散寒

毫针具有温经散寒、扶助阳气的作用，用于寒证的治疗，要留针以候气。《灵枢·刺节真邪第七十五》曰："刺寒者用毫针也。"

### 4. 调节脏腑、补益虚弱

毫针具有调节脏腑、补益虚弱、充实正气的作用，是针刺脏腑病证最常用针具，尤其脏腑虚弱病证，脏腑虚证要留针以候气，《灵枢·九针十二原第一》曰："毫针者……静以徐往，微以久留之而养。"《灵枢·九针论第七十八》曰："故为之治针……静以徐往，微以久留，正气因之，真邪俱往，出针而养者也。"毫针泻法，也可治疗各种实证。

## （三）针刺部位

（1）**腧穴**：毫针是针刺腧穴的主要针具。

（2）**小的筋结**：部位较小的筋结、经筋集聚处。

（3）**反应点**：压痛等阳性反应点。

## （四）刺法

根据症状确定筋结的部位，或根据症状辨证分经，循经取穴，选取针刺部位，局部消毒后，毫针刺入，到达所需深度，留针，时间根据病证而定，留针是毫针的针刺特点，刺筋主要有巨刺、焠刺等。

### 1. 巨刺

《灵枢·官针第七》曰："八曰巨刺，巨刺者，左取右，右取左。"强调的是针刺对侧，指机体一侧有病，而于对侧选取筋结、腧穴针刺法，是治疗筋脉损伤疼痛的重要刺法，《素问·调经论第六十》曰："痛在于左而右脉病者，巨刺之。"

### 2. 焠刺

《灵枢·官针第七》曰："九曰焠刺，焠刺者，刺燔针则取痹也。"强调的是用热针治疗寒性痹证，是针前先热针的刺法。《素问·调经论第六十二》曰："燔针劫刺其下及与急者；病在骨，焠针药熨。"《类经》注：燔针者，盖纳针之后，以火燔之使暖也，此言焠针者，用火先赤其针而后刺之，不但暖也，寒毒阴结，非此不可。张景岳所言燔针，即现代火针，针前加热，加强温经散寒通痹作用，运用温热的针治疗痹证。

毫针治疗筋病，也可用恢刺、关刺等，主要是小的部位筋病，如头面、指趾筋病，毫针刺入筋结，施以手法，毫针恢刺不能"举之前后"，可带针让患者肢体"举之前后"，关刺朝不同方向提插。

现在也可以用小针刀、微铍针等针具，尤其筋结较重、较久、面积较大需要松解者。

## （五）主治

### 1.《内经》毫针治疗病证

《内经》毫针治病有7处，有4处治疗痹证疼痛，各有1处治疗寒证、气街病、婴儿病。

（1）痛痹：《灵枢·九针十二原第一》曰："毫针者，尖如蚊虻喙，静以徐往，微以久留，正气因之，真邪俱往，出针而养，以取痛痹。"

（2）痹气痛：《灵枢·官针第七》曰："病痹气痛而不去者，取以毫针。"

（3）寒痛痹在络：《灵枢·九针论第七十八》曰："七曰毫针，取法于毫毛，长一寸六分，主寒痛痹在络者也。"

（4）枢中痛，髀不可举：《素问·缪刺论第六十三》曰："邪客于足少阳之络，令人留于枢中痛，髀不可举，刺枢中以毫针，寒则久留针。"

（5）寒证：《灵枢经·刺节真邪第七十五》曰："刺寒者用毫针也。"

（6）气街病：《灵枢·卫气第五十二》曰："请言气街：胸气有街，腹气有街，头气有街，胫气有街。故气在头者，止之于脑；气在胸者，止之膺与背腧；气在腹者，止之背腧，与冲脉于脐左右之动脉者；气在胫者，止之于气街与承山，踝上以下。取此者用毫针，必先按而在久，应于手，乃刺而予之。"

（7）婴儿病：《灵枢·逆顺肥瘦第三十八》曰："刺婴儿奈何？岐伯曰：婴儿者，其肉脆，血少气弱。刺此者，以毫针，浅刺而疾发针，日再可也。"

### 2.现在主治

毫针应用较为广泛，临床最为常用，几乎可以治疗各科疾病。

（1）**内科病证**：心、肝、脾、肺、肾的各种内科病证。

（2）**骨伤科病证**：躯干、四肢的筋瘘及其他瘘证。

（3）**神经病证**：各种中枢、周围的神经麻木、无力病证。

（4）**妇科病证**：妇科月经病、炎症、痛证、内分泌紊乱症等。

（5）**五官科病证**：鼻炎、咽痛、眼病、耳鸣、耳聋等。

（6）**儿科病证**：小儿腹泻、消化不良、咳嗽等。

# 第八节　刺筋方法

刺筋方法主要有恢刺、关刺、焠刺、巨刺、燔针劫刺等刺法，燔针劫刺虽然为经筋专用刺法，对筋也有治疗作用。

## 一、恢刺

### （一）概述

恢，有恢复原来样子的意思。恢刺为十二刺法之一，是从筋、经筋的挛缩点旁边进针，针刺筋结点，并向前向后做抬举等运针手法，增强对筋的刺激，以恢复筋原来状态，用以治疗筋瘘的针刺方法。《灵枢·官针第七》曰："三曰恢刺，恢刺者，直刺傍之，举之前后，恢筋急，以治筋痹也。"恢刺是专对筋拘急痹痛的针刺方法。

## （二）作用

### 1. 针刺筋结、柔筋解痉

外邪侵袭，或筋的慢性劳损，导致气血不通，凝聚于筋，引起筋聚、筋结、筋挛等筋部病证，治疗对筋结进行直刺、斜刺，并施以"举之前后"手法，以疏通气血、解除筋结、缓和筋急、消除筋挛，具有使筋结恢复正常活动、舒筋、柔筋、解痉的作用，《素问·调经论第六十二》曰："病在筋，调之筋。"

### 2. 松解粘连、恢复功能

长期筋气痹阻，局部筋结粘连，筋之间舒缩失调，影响筋的功能活动，筋结粘连点的针刺并施以适当的手法，疏通筋结，松解粘连，使筋舒缩自如，则功能恢复。

## （三）部位、结构

筋聚、筋结等筋拘急疼痛处，多位肌肉、肌腱、筋膜、韧带等附着点。《素问·长刺节论第五十五》曰："病在筋，筋挛节痛，不可以行，名曰筋痹。刺筋上为故。"《灵枢·卫气失常第五十九》曰："筋部无阴无阳，无左无右，候病所在。"

## （四）针具

圆利针、毫针。

## （五）针刺方法

（1）圆利针恢刺：圆利针旋转用力直刺、斜刺刺入筋结处，由于圆利针较粗，便于用力施行各种手法，可以同时多方向快速运针，"举之前后"，多向摆动，出针，不留针，也可针刺后，活动肢体"举之前后"，以加强针感，多个筋结点依次针刺，使筋拘急松弛，功能得到恢复，畏针者可给予局麻药，5～7天1次。

（2）**毫针恢刺**：筋聚、筋结较轻者、部位较小者毫针在筋结处直刺、斜刺进针，毫针较细，不能作"举之前后"手法，可让患者肢体带针活动以"举之前后"，也可左手按压筋结点，右手持针刺入反复提插，以疏通筋气、松解筋结、缓解筋急、筋挛等，多点依次针刺，多留针，也可不留针，1天1次。

## （六）主治

（1）**筋痹**：用于治疗筋痹经筋拘紧、活动受限、疼痛等。

（2）**其他痹证**：由于筋联结皮肉脉骨，针刺筋对皮肉脉骨等具有调节作用，可用于皮肉脉骨等其他痹证。

（3）**脏腑、经脉病证**：恢刺腧穴之筋，对脏腑、经脉具有调节作用，用于脏腑、经脉病证。

## （七）体会

（1）**针具宜粗**：恢刺的关键是针刺筋结得气后做"举之前后"的针刺手法，针具太细、太柔无法做"举之前后"的手法，较粗的针具才能得心应手地做各种手法，增加针刺效果。

（2）**恢刺注重刺入后手法操作**：恢刺所用圆利针其尖"且圆且锐"，不锋利，刺皮需要用力，才能刺入，为了减少刺入次数的疼痛和损伤，圆利针不反复刺皮，且刺入筋后多做"举之前后"的手法，增强效果，以缓解"筋急"，治疗筋痹，因其尖"且圆且锐"，不锋利，对筋没有损伤，刺筋而不伤筋。

（3）**与关刺配合运用**：恢刺与关刺都是刺筋的针刺方法，针刺组织结构相同，病证相同，手法相近，可相互配合运用，同时也显示《内经》针刺方法是不同医家的经验总结。

（4）**与小针刀等配合运用**：小针刀是近年来兴起的针具，除可以做"举之前后"的手法外，还可切割松解粘连，治疗筋结拘急疼痛较有优势，疗效较好，发展较为迅速，小针刀刺激较重，损伤也较重，适于较重筋病，可与圆利针恢刺配合运用。其他类似的针具较多，如微铍针、薛立功教授的长圆针等。

（5）治疗脏腑、经络等病证：恢刺不但治疗痹证，对于腧穴区域圆利针、毫针恢刺强刺激，也可调节腧穴的功能，治疗较重的脏腑、经络等病证。

## 二、关刺

### （一）概述

关刺就是直刺肢体关节处筋的刺法，但应当注意针刺时不能出血，肝在体为筋，是适于肝脏的刺法，强调的是针刺组织是筋。《灵枢·官针第七》曰："三曰关刺，关刺者，直刺左右尽筋上，以取筋痹，慎无出血，此肝之应也；或曰渊刺；一曰岂刺。"是针刺筋最常用的刺法，主治筋痹等。

### （二）作用

#### 1.关刺于筋、祛邪疏筋

风寒湿等外邪侵袭于筋，痹阻于筋，关刺"直刺左右尽筋上"，能祛除筋之滞留风寒湿等外邪，用以外邪侵袭筋所致筋痹疼痛等。

#### 2.疏筋柔筋、疏通筋结

关刺筋，解除筋之紧张拘急，疏通筋之郁滞、郁结、聚结，具有舒筋柔筋、通行经络之功，治疗筋痹等证。

#### 3.调节脏腑功能

关刺刺筋可调节脏腑的功能，尤其针刺背部、四肢关节处筋聚、筋结，多位腧穴附近，兼有刺激腧穴、疏通经络之功，具有较好的调节脏腑功能的作用，用于脏腑病证，由于肝主筋，尤其是肝脏。

### （三）组织结构

压痛等阳性反应之筋。多位于关节处，《素问·调经论第六十二》曰：

"病在筋，调之筋。"《灵枢·终始第九》曰："在筋守筋。"

### （四）针具

圆利针、毫针。

### （五）针刺方法

（1）**圆利针关刺**：关节及附近压痛等阳性反应之筋，局部消毒后，圆利针旋转用力刺入，到达需要的深度，退至皮下，再往左右、上下倾斜后刺入筋 2～3 下，针刺快进快出，不留针，出针棉签按压，防止出血，畏针者可给予局麻药，圆利针"尖如氂，且圆且锐，"刺筋不易损伤血管，达到"慎无出血"的目的，5～7 天 1 次。

（2）**毫针关刺**：毫针关刺适于指、趾等关节较小筋结，针刺后反复提插刺筋不留针，或多针针刺于筋，留针，1 天 1 次。

### （六）主治

（1）**筋痹**：躯干、四肢筋、关节疼痛、麻木，如头痛、颈椎病、肩周炎、网球肘、腰椎病、股骨头缺血坏死症、增生性膝关节炎等。

（2）**脏腑病证**：筋功能失调所致脏腑病证，如心悸、心痛、胸闷、善惊、咳喘、胃痛、腹泻、便秘、口干等。

### （七）体会

（1）**恢刺与关刺异同**：恢刺与关刺是针刺筋的典型、标准刺法：二者都刺筋，治疗筋痹，关刺强调针刺关节及附近的筋，恢刺强调的是针刺组织结构的筋。针刺手法恢刺"举之前后"、关刺"直刺左右尽筋上"，治疗筋病"筋急"等。二者基本相同，结合运用。

（2）**关刺也可用大针**：大针主治"大气不出关节"，为深部关节郁阻不通病变，水、气郁闭所致，锋针开皮后，大针刺入关节之筋，给筋膜、关节囊以开口，疏通郁闭的水、气，解除关节的高压，由于大针"其锋微员"，不会刺伤血管，达到了"慎无出血"的目的。

（3）关刺关节阳性反应之筋：关刺所刺的是关节之处的筋，多有压痛、高起等阳性反应，不针刺其他组织，非筋勿刺。

（4）关刺刺入筋结部位较多：维系关节的平衡、协调需各方力的平衡，一处筋结，力量失衡，相关部位筋为了达到平衡，会出现新的筋结，日久会出现多个部位筋结，关刺需"直刺左右尽筋上"，多个部位同时治疗，以恢复关节筋力的平衡和功能活动。

（5）筋与肉、脉、骨可同时治疗：由于人体是一个有机整体，筋与肉、脉、骨相互联系，相互影响，筋聚结等病变，关节周围肉、脉、骨也会受到影响，也会出现明显压痛等阳性反应，所以治筋的同时，肉、脉也可针刺，对于久病，也可刺骨。

（6）关刺注意：关刺强调针刺的注意事项是"慎无出血"，不要刺伤血脉，引起出血、血肿，形成新的筋结。

## 三、焠刺

### （一）概述

《说文解字》曰："焠，监刀刃也。从火卒声。"焠刺为九刺法之一，是将针烧热、烧红后，快速刺入机体，速进速出，以治疗寒痹的针刺方法，强调的是像刀刃焠火一样速进速出。《灵枢·官针第七》曰："九曰焠刺，焠刺者，刺燔针则取痹也。"燔，《说文解字》曰："燔，热也，从火，番声。"即焚烧的意思。所以也有人引申为是将针适度加热后，刺入机体，留针，或刺入后针柄再用艾加热，留针。焠刺专为痹证而设，对各种寒性病证也有较好作用。

### （二）作用

#### 1. 温经散寒、通经止痛

寒邪侵袭，凝滞不通，发为疼痛，焠刺后，火热之气驱寒邪外出，寒邪得去，经脉得通，疼痛自除，起到了温经散寒、通经止痛的作用，用以治疗寒性痹痛，此为焠刺的本意。

焠刺的阳气还能柔筋缓急，《素问·生气通天论第三》曰："阳气者，精则养神，柔则养筋。"治疗筋拘急疼痛。

**2. 补助阳气、温暖脏腑**

火热助阳，焠刺的火热之气，能补助人体阳气，鼓舞正气，温煦脏腑、经脉组织、器官，使阳气充盛，对脏腑、经脉虚寒具有较好温补调节作用，用以治疗脏腑、经脉虚寒等病证。

## （三）部位、结构

**1. 筋结处**

筋结部位。《灵枢·经筋第十三》曰："治在燔针劫刺，以知为数，以痛为腧。"

**2. 肌肉结聚处**

寒性肌肉疼痛、短缩等阳性部位，如压痛、酸胀等，由于肌肉血运丰富，不能圆利针针刺，以防出血，焠刺可使血管收缩，不会引起出血，故可直接焠刺。

**3. 腧穴**

根据病证，辨证分经，选取相应的阳性腧穴。

## （四）针具

火针、毫针。

## （五）针刺方法

（1）**火针**：火针烧红后快速刺入筋结、肌肉结聚、腧穴，快速拔出，干棉球快速按压针眼，以防正气耗散和针眼疼痛，可连续刺入2～3下，再烧红针刺，要垂直用力，不留针，1～2天1次。也可用较短毫针代替火针。

（2）**温针**：毫针烧热（适当加热，不烧红）后刺入穴位，或毫针刺入穴位得气后针柄加艾燃烧加热，使热传入穴位，留针，1天1次。张介宾曰：

盖纳针之后，以火燔之使暖也。

### （六）主治

**（1）寒性筋痹：**一切寒性拘急、疼痛、活动障碍等痹证，《灵枢·经筋第十三》曰："焠刺者，刺寒急也，热则筋纵不收，无用燔针。"

**（2）脏腑、经脉虚寒病证：**脏腑、经脉遇寒加重、遇热减轻虚寒病证。

**（3）瘰疬、疖、痈、疽、皮肤病等：**瘰疬为阴邪为病，焠刺阳热之气效果较好；痈疽疖焠刺针孔开放，可疏散大毒；皮肤病焠刺可疏散皮肤之邪。

### （七）体会

**（1）焠刺的发展：**现在的火针是在《内经》焠刺基础上发展而来的，方法是将耐高温专用火针针尖、针身烧红、烧白后，迅速刺至人体一定部位、腧穴的组织，并迅速拔出，随即按压针孔。

温针也是在《内经》焠刺基础上发展而来的，也包括温针、温针仪、密集银质针、针刺后烤电等。

**（2）焠刺用于寒痹：**焠刺具有温经散寒作用，适于寒痹，对于热痹，多不适宜，《灵枢·经筋第十三》曰："焠刺者，刺寒急也，热则筋纵不收，无用燔针。"瘰疬等为痰气凝结病，痰、湿属阴也可焠刺治疗。

**（3）所有寒证：**焠刺不但治疗寒痹，由于其具有温补、温通作用，可以治疗一切寒证，是针对虚寒性病证的专用刺法，由于空调、冷饮、熬夜、衣服过少等不良生活习惯易损伤阳气、寒邪侵袭，寒性病证较多，故焠刺适用范围逐渐变大。

**（4）焠刺针刺多较密：**焠刺针刺密度较大，以借助较多温热之气，增强补阳、助阳、散寒等作用，提高治疗效果。

**（5）焠刺也可发郁热、郁火：**焠刺不但治疗寒证，对于疖、痈、疽等火毒郁结、蕴结，焠刺可发散、发泻火毒郁结、蕴结，使郁热、火毒从针孔外排、外泻，多用于较局限的热证，以求热因热用，此为焠刺治疗范围的扩展。

## 四、巨刺

### （一）概述

巨刺为九刺法之一，是一种左病取右，右病取左，选取对侧穴位的针刺方法，强调的是针刺对侧，既是刺法，又是选穴方法。由于人体十二经脉皆有左右交会，例如手足三阳经均左右交会于督脉的大椎穴；足之三阴经也都左右相交会在任脉的中极穴、关元穴，同时通过脏腑又左右直接、间接相连、相通，所以其经气能够左右交贯，气血、邪气可以左右流通、扩散，针刺可以左右调节，故左经有病，取右经之腧穴，右经有病，取左经的腧穴，也是针刺经脉病常用刺法，且经筋左右存在着维筋相交、生物之力的协调、协同、拮抗，故既可用于经脉病，也可用于筋病。《灵枢·官针第七》曰："八曰巨刺，巨刺者，左取右，右取左。"《素问·缪刺论第六十三》曰："邪客于经，左盛则右病，右盛则左病，亦有移易者，左痛未已而右脉先病，如此者，必巨刺之。"是临床较为常用、取效较快的针刺方法。《素问·调经论第六十二》曰："痛在于左而右脉病者，巨刺之。"《素问·阴阳应象大论第五》曰："故善用针者，从阴引阳，从阳引阴；以右治左，以左治右。"

### （二）作用

#### 1. 调节机体、平衡阴阳

人体是一个有机整体，通过经脉、经筋等广泛联系，左右经络相连、经气相通，针刺一侧对另一侧具有调节作用，通过针刺使双侧平衡、协调，具有调节机体、平衡阴阳的作用。

#### 2. 疏导经气、筋气、通经止痛

针刺部位为同名经对应部位筋、腧穴，同气相求，筋气、脉气相通，具有通过针刺疏通经气、筋气的作用，如左肩对右肩，左肘对右肘，左膝

对右膝，肘关节对应对侧膝关节，膝关节对应对侧肘关节，肩关节对应对侧髋关节，腕关节对应对侧踝关节等，手太阴经对应对侧足太阴经，手阳明经对应对侧足阳明经等，往往对应对侧部位的效果大于、快于同侧局部，尤其上下交叉同名经腧穴、筋结效果最好。

### （三）部位、结构

对侧对应筋、穴位：在病痛对侧对应部位寻找压痛、酸痛等阳性反应点，即为治疗部位。对侧为本经，左右对侧相同部位，肘对肘，膝对膝。多为同名经，左右对侧上下肢对应部位，肘对膝，膝对肘，肩对髋，髋对肩，踝对腕，腕对踝等。也可取对侧表里经部位，阳明对太阴等。病痛部位较大较剧，可选择多个对侧阳性对应点。

### （四）针具

毫针，病情较重者可用圆利针。

### （五）针刺方法

（1）毫针：毫针直刺、斜刺对侧阳性对应筋、穴位，留针30min，多点可依次治疗，留针期间让患者活动患处，1天1次。

（2）圆利针：圆利针直刺、斜刺对侧阳性对应筋、穴位，提插捻转后拔出，不留针，行针期间让患者活动患处，5～7天1次。

### （六）主治

痹证：躯干、四肢部位疼痛病证，如肩周炎、网球肘、颈椎病、腰椎病、髋关节疼痛、膝关节疼痛、腕部、踝部、跟部疼痛等。

### （七）体会

（1）巨刺为经脉病的针刺方法，也适于筋、经筋病：巨刺原为"邪客于经，左盛则右病，右盛则左病"所致经脉病的针刺方法，但筋的生物之力存在着左右协调、平衡，经筋左右存在着维筋相交、交会于脊，也适于筋、经筋病，针刺筋、经筋病有较好疗效。

（2）**巨刺更能体现中医的整体观念**：巨刺为体现中医特色的刺法，更能体现左病治右、右病治左、上病治下、下病治上、经络间、筋之间的相互联系等整体观念。

（3）**巨刺既是刺法，实为选穴原则、方法**：巨刺必选对侧相应阳性腧穴、部位，阳性反应越明显，疗效越好，疗效与阳性反应成正比，没有异常反应者，多不选取。巨刺后阳性反应减轻或消失，也是检验针刺效果的标准。

（4）**巨刺高效**：巨刺疗效快捷、高效，立竿见影，多数针刺后即刻出现明显效果。

（5）**巨刺针刺点少**：巨刺针刺点宜少，多一针即可，适当留针，针刺次数宜多，以巩固疗效。

（6）**配合患处活动**：巨刺针刺行针必须配合患处的活动，以引导经气、筋气，增强疗效。

（7）**巨刺用于经脉病、筋病、不用络脉病**：巨刺用于经脉病、筋病，只选阳性腧穴、筋等反应点，不选血络、络穴。对侧的血络、络穴是缪刺而不是巨刺。

## 五、提插产热

"燔针劫刺"是经筋的传统刺法，现在也可不用热针、烧针，而用直刺、斜刺、平刺等，用较粗针具于筋结、腧穴等部位反复提插等运针产热，以温运经脉、经筋、疏通筋结、筋气、经气，缓解、松解拘急经筋，同样可以起到"燔针劫刺"祛寒、松筋、通经的作用，也有较好疗效，不但适于经筋筋结，也适于筋、腧穴的针刺，与"燔针劫刺"有相似之处。

## 六、筋弛纵不收补法

经筋弛纵不收是经筋热邪损伤的虚弱病证，也是临床常见病证，是过度牵拉造成阴阳、表里拮抗部位的薄弱无力，也可见各种神经损伤性病证，局部按之松软无力，对于这类病证，不能用"燔针劫刺"，《灵枢·经筋第十三》曰："焠刺者，刺寒急也，热则筋纵不收，无用燔针。"但《内经》没有具体针刺方法，应该针刺经筋部位以补法为主，宜细毫针，久留针，以辅助正气、补益气血、脏腑，也可根据生物之力的协同、拮抗用泻法针刺同侧表里经筋、对侧同种经筋等，双侧经筋弛纵不收病证，只能补法治疗，也可参考痿证的治疗方法。

# 第九节　刺筋病证

刺筋治疗范围较广，主要用于筋、经筋病证，对脏腑、经脉等各科病证也有较好治疗作用。《灵枢·终始第九》曰："手屈而不伸者，其病在筋……在筋守筋。"

## 一、刺筋病证

### （一）筋伤科病证

筋伤科病证是最常用刺筋病证，用于躯干、四肢疼痛等，如头痛、颈椎病、落枕、肩周炎、冈上肌腱炎、肱骨外上髁炎、桡骨茎突狭窄性腱鞘炎、腕骨综合征、屈指肌腱炎、腱鞘囊肿、腰肌劳损、腰椎间盘突出症、腰椎管狭窄症、第三腰椎横突综合征、股骨头缺血坏死、膝关节骨性关节炎、慢性膝关节滑囊炎、不安腿综合征、踝关节扭伤、跟腱炎、跖管综合征、跟痛症等，《灵枢·经脉第十》曰："是主筋所生病者，痔，疟，狂，癫疾，头囟项痛，目黄，泪出，鼽衄，项、背、腰尻、腘、腨、脚皆痛，小指不用。"

### （二）内科病证

筋具有固定脏腑位置、协调脏腑功能活动的作用，通过针刺筋，对筋、经筋、筋膜的调节，可调节脏腑的功能活动，治疗心悸、心痛、胸闷、善惊、咳喘、胃痛、腹泻、便秘等脏腑病证。《素问·痿论第四十四》曰："思想无穷，所愿不得，意淫于外，入房太甚，宗筋弛纵，发为筋痿，及为白淫。故《下经》曰：筋痿者，生于肝使内也。"

### （三）风湿病证

类风湿、强直性脊柱炎等。

### （四）神经科病证

神经科病证多是筋松弛病证，也是刺筋病证，如面瘫、中风后遗症、臂丛神经损伤、桡神经损伤、尺神经损伤、腓总神经损伤、脊髓神经损伤等。

### （五）五官病证

筋、经筋所致的头面五官病证。

## 二、经筋病证

经筋病证《灵枢》已作了明确说明，见第二节经筋，也可用于《灵枢》没有列举的经筋其他病证。

# 第十节　刺筋特点

## 一、选取阳性反应之筋

刺筋只取阳性反应筋结等病变局部，没有阳性反应之筋，不予选取。《灵枢·卫气失常第五十九》曰："筋部无阴无阳，无左无右，候病所在。"

## 二、针刺不深

筋位置较浅，多在关节及其附近，多数皮下即是，针刺只在筋内进行，一般针刺不深。

### 三、圆利针恢刺、关刺一次进皮

圆利针"尖如氂，且圆且锐，中身微大"，进皮较为困难，恢刺、关刺一次性进皮，需要不同方向针刺者，退至皮下，再朝不同方向针刺，然后做相应手法，以减少进皮的疼痛。

### 四、不循经取穴

虽然经筋有循行，但筋一般只取局部，不循经筋远处取穴，但可选影响力平衡的对应阳性反应点。

### 五、不留针或少留针

经筋治疗燔针劫刺，快刺快出，恢刺、关刺等施以手法后拔出，一般不留针，或少留针。

### 六、针刺手法重、速度快

焠刺、恢刺、关刺等施以手法较重，或刺激量大，疼痛也重，为减少疼痛，要速度快，病人已反应疼痛，即已出针。

## 第十一节　刺筋注意事项

### 一、严格消毒、以防感染

刺筋疗法针刺手法较重，治疗应严格消毒，以防感染。

### 二、掌握好深浅、以防损伤脏器

针刺胸腹部、棘突间等不可刺入过深，以防损伤内部脏器、脊髓，并要注意神经、血管走向，避免损伤。

## 三、出血性疾病不能运用

血友病、再生障碍贫血等出血疾病不能刺筋，以防造成出血不止。

## 四、皮损、感染者不能运用

局部有皮损或感染者不能治疗，以防发生感染。

## 五、重病慎用

刺筋刺激较重、较痛，有高血压、心脏病要慎用，以免出现并发症。高血压、心脏病等严重内脏疾病可服药后再治疗，畏针者慎用。

# 第二章  各  论

刺筋疗法是治疗筋伤病证的专用疗法，治疗时注重以下几点：

1）恢刺、关刺用于筋、经筋所有病证，焠刺、燔针劫刺用于于筋、经筋寒性病证，巨刺用于筋、经筋、经脉病证。

2）筋伤科病证是刺筋疗法治疗主体，包含所有筋伤科病证，内科、五官科、风湿科等病证只是筋、经筋损伤引起的部分病证，不是所有病证，其他原因引起者，不用刺筋疗法。

3）圆利针恢刺、关刺，手法刺激较重，较为疼痛，应注意针刺技巧，快速旋转进针，减少刺皮疼痛，注重手法和速度，适于久病、重病、疑难病证等，一般不作为新证、轻证的常规治疗，畏针者可给局麻药。毫针恢刺、关刺刺激较轻，用于所有病证。焠刺、燔针劫刺用于虚寒性病证畏寒怕冷者。巨刺新证、轻证、久病、重病、疑难病证都有效果，用于所有筋伤病证。

4）圆利针恢刺、关刺5～7天1次，间隔时间较长，其间不是停止治疗，而是多选择其他针刺疗法，配合运用，但圆利针恢刺、关刺仍是治疗的重点。

5）有些病证原因复杂，有筋、经筋的原因，也有其他原因，也需要配合其他针刺方法结合运用。

6）筋伤病证以受凉、劳损、外伤为主，也包括原因不明显、病理性损伤等。

7）巨刺对应反应点要精细，病变部位与对应反应点要分清前后、内外、上下，在何经，反应点多时选最敏感部位，多选一点。

# 第一节 筋伤科病证

## 一、落枕

### （一）概述

落枕是以颈背部突然发生疼痛、活动受限为主的病证，又称失枕，是一种常见病，好发于青壮年，以冬春季多见，属于伤筋范畴。

### （二）病因病机

#### 一）相关筋、经筋

##### 1. 筋

颈肩背部为肌肉、筋膜等走行处，虽然附着点不多，但颈、肩背结合处为机体弯曲处，筋膜交会处，易于损伤处，与落枕关系密切，习惯性落枕与肌肉、筋膜等头、肩附着点有关。

##### 2. 相关经筋循行、病证

《灵枢·经筋第十三》曰："足太阳之筋……上挟脊，上项……其直者，结于枕骨……其支者，入腋下，上出缺盆，上结于完骨……其病……项筋急…… 足少阳之筋……结于缺盆；直者，上出腋，贯缺盆，出太阳之前，循耳后……其病……上引缺盆、膺乳、颈，维筋急……足阳明之筋……至缺盆而结，上颈……足少阴之筋……上至项，结于枕骨，与足太阳之筋合……手太阳之筋……其支者，后走腋后廉，上绕肩胛，循颈，出走太阳之前，结于耳后完骨……其病……绕肩胛引颈而痛……手少阳之筋……上肩，走颈，合手太阳……手阳明之筋……其支者，绕肩胛，挟脊；直者，从肩髃上颈……其病当所过者支痛及转筋，肩不举，颈不可左右视。"

## 二）病因病机病位

头颈结合部活动量大，生活中不良习惯多，使颈肩背部易于损伤，趴在桌上休息，或晚上不关窗子，或空调、风扇过度，易感外邪。外伤、慢性劳损等使颈部筋损伤，筋气聚结，瘀血阻滞，筋气不通或筋失所养而致落枕。寒主收引、凝滞，颈部经筋受凉则紧张、拘急、痉挛、聚结，影响颈部功能而拘急疼痛、活动受限，主要是手足三阳筋、经筋，以手足太阳、少阳为主，可单纯筋、经筋受病引起，也可与经脉、络脉先后、同时致病。

## （三）诊断

### 1. 病史

有睡眠姿势不良或感受风寒史。

### 2. 症状

起床后感觉颈后部，上背部疼痛不适，以一侧为多，或有两侧俱痛者，或一侧重，一侧轻，甚至累及肩部及胸背部，由于疼痛，使颈项活动不利，不能自由旋转，严重者俯仰也有困难，甚至头部强直于异常位置，使头歪向病侧。急性发病，睡眠后一侧颈部出现疼痛，酸胀，可向上肢或背部放射，活动不利，活动时伤侧疼痛加剧，严重者头部歪向病侧，有些病例进行性加重，甚至累及肩部及胸背部。

### 3. 体征

患侧常有颈肌紧张、痉挛，胸锁乳突肌、斜方肌、菱形肌及肩胛提肌等处压痛，肌肉紧张处可触及肿块和条索状等。

## （四）治疗

落枕为外邪、劳损所致，刺筋疗法治疗顽固性、习惯性落枕，疗效较好，多取阳性筋压痛点及手足太阳、手少阳、阳明经筋，新发病者一般用刺经脉、络脉疗法。

1. 恢刺

（1）部位：习惯性落枕者取头颈结合部、颈部、上背部、肩部等同侧筋结压痛点。

（2）刺法：根据落疼痛，受限部位选择头颈结合部、颈部、上背部、肩部等同侧筋结压痛点。圆利针刺入，施以举之前后的运针手法，也可刺入后活动局部，以增强针感，多点依次针刺，5～7天1次。

2. 关刺

（1）部位：习惯性落枕者取头颈结合部、颈部、上背部、肩部等同侧筋结压痛点。

（2）刺法：根据头痛部位选择所属筋结压痛点，圆利针刺入，筋结压痛点朝不同方向提插，以增强针感，多点依次针刺，5～7天1次。也可左手固定筋结压痛点，右手毫针持针刺入，于左手下压痛部位施以提插捻转手法，以增强针感，多点依次针刺，1天1次。

3. 燔针劫刺

（1）部位：习惯性落枕者取头颈结合部、颈部、上背部、肩部等同侧筋结压痛点。

（2）刺法：根据疼痛部位辨证分经选取所属阳性筋结压痛点，毫针刺入后，针柄艾灸，1天1次；或温针后刺入，留针约30分钟；或较粗针具反复提插，不留针，2天1次；或火针烧红后快速刺入，快速拔出，多点依次进行，3天1次。

4. 巨刺

（1）部位：对侧颈肩部、腰臀部对应压痛点。

（2）刺法：毫针刺入，于对侧颈肩部、腰臀部对应压痛点施以提插捻转手法，以增强针感，多点依次针刺，腰臀部针刺、行针要活动颈部，留针约30分钟，1天1～2次。

5. 其他

可配合经脉、络脉的治疗。

## 二、颈椎病

### （一）概述

颈椎病又称颈椎综合征，是由于人体颈椎间盘发生退行性变、颈椎骨质增生，或正常生理曲度改变等造成颈椎管、椎间孔变形、狭窄，刺激、压迫颈部脊髓、神经根、交感神经、椎动脉、神经分支等而引起的一组综合征。为临床常见病、多发病，有逐渐增多的趋势，属于痹证、痿证、头痛、眩晕、项强等范畴。

### （二）病因病机

#### 一）相关筋、经筋

#### 1. 筋

颈部为筋汇聚处，颈背部有肌肉、筋膜等分布，颈椎有棘突、横突为肌肉、肌腱、韧带、筋膜等附着，颈椎活动量大，易于损伤。上肢、肩部活动量大，筋气易于聚结。

#### 2. 相关经筋循行、病证

《灵枢·经筋第十三》曰："足太阳之筋……上挟脊，上项……其直者，结于枕骨……其支者，入腋下，上出缺盆，上结于完骨……其病……项筋急，肩不举…… 足少阳之筋……直者，上出腋，贯缺盆，出太阳之前，循耳后……其病……上引缺盆、膺乳、颈，维筋急……足阳明之筋……至缺盆而结，上颈……足少阴之筋……上至项，结于枕骨，与足太阳之筋合……手太阳之筋，起于小指之上，结于腕，上循臂内廉，结于肘内锐骨之后，弹之应小指之上，入结于腋下；其支者，后走腋后廉，上绕肩胛，循颈，出走太阳之前，结于耳后完骨……其病小指支肘内锐骨后廉痛，循臂阴入腋下，腋下痛，腋后廉痛，绕肩胛引颈而痛……手少阳之筋起于小指次指之端，结于腕，中循臂，结于肘，上绕臑外廉，上肩，走颈，合手太阳……其病当所过者即支转筋……手阳明之筋，起于大指次指之端，结于腕，上循臂，上结于肘外，上臑，结于髃；其支者，绕肩胛，挟脊；直者，从肩髃上颈……其病当所过者支痛及转筋，肩不举，颈不可左右视……手太阴之筋，起于大指之上，循指上行，结于鱼后，行寸口外侧，上循臂，结肘中，上臑内廉，入腋下，出缺盆，结肩前髃，上结缺盆……手心主之筋，起于中指，与太阴之筋并行，结于肘内廉，上臂阴，结腋下……手少阴之筋，起于小指之内侧，结于锐骨，上结肘内廉，上入腋，交太阴。"

### 二）病因病机病位

颈结合部活动量大，生活中不良习惯多，使颈背部易于损伤；上肢活动量大，筋气易于聚结。颈部、上肢暴露易感外邪。外邪、外伤、慢性劳损等使颈部、上肢筋损伤，筋气聚结，瘀血阻滞，筋气不通或筋失所养而致颈痛、上肢疼痛等。寒主收引、凝滞，颈部、上肢经筋受凉则紧张、拘急、痉挛、聚结，影响功能而拘急疼痛，表现为手足三阳、手三阴、督脉筋、经筋，可单纯筋、经筋受病引起，也可与经脉、络脉先后、同时致病。可为颈、上肢症状，也可影响内脏、头面，出现内脏、头面症状；极个别影响下肢，脊髓型颈椎病还会出现下肢症状。

## （三）诊断

### 一）颈椎病的分型

颈椎病的发病部位、临床表现各种各样，根据病变受压组织的不同及病变部位、病变范围不同，临床症状也不相同，将颈椎病分为颈型、神经根型、椎动脉型、交感神经型、脊髓型颈椎病 5 种，其中以神经根型最为常见，约占颈椎病总数的 60%，这是最常用、最传统的分类方法。

#### 1. 颈型颈椎病

（1）症状：颈项疼痛、强直、肩背疼痛、僵硬，颈部屈伸、旋转等活动受限，颈部活动时，躯干可同时活动，头痛、头后部麻木、头晕，少数病人出现臂、手疼痛、麻木，但咳嗽、喷嚏不加重。

（2）**体征**：颈部强迫体位、活动受限，病变肌肉紧张、痉挛，局部压痛。

（3）**X线检查**：颈椎曲度变直，小关节移位、增生，椎间隙变窄。

2. **神经根型颈椎病**

（1）**症状**：颈、肩、臂疼痛，程度轻重不一，轻者仅酸痛，重者可剧痛难忍，彻夜不眠，疼痛呈阵发性加剧，多伴有麻木、无力，上肢麻木、疼痛呈颈神经支配区域分布，部位固定，界限清楚。咳嗽、深呼吸、喷嚏、颈部活动时，患肢症状可诱发或加重，日久上肢肌肉可有萎缩。

（2）**体征**：颈部活动受限，病变棘突旁压痛并向患肢放射，患肢也可反射性压痛。椎间孔挤压试验、臂丛神经牵拉试验阳性，受累神经支配区域皮肤感觉减退、肌肉可萎缩、肌力减弱。

（3）**X线检查**：颈椎生理曲度变直或消失、棘突偏歪、钩椎增生、椎间孔变小、椎间隙变窄，以上X线改变可部分或同时出现。

3. **椎动脉型颈椎病**

（1）**症状**：眩晕呈旋转性、浮动性、一过性，有倾斜感、移动感，转动颈部诱发或加重，可伴有耳鸣、耳聋、视物模糊、记忆力减退等。猝倒前无预兆，多在行走、站立或颈部旋转屈伸时突然下肢无力而跌倒，瞬间即清醒，立即起身后可活动。头痛，多位于枕部、顶枕部，多为单侧，呈胀痛、跳痛，常因转头而诱发。极少部分可有恶心、呕吐、上腹部不适、心悸、胸闷、多汗、声音嘶哑、吞咽困难等。

（2）**体征**：椎动脉旋转扭曲试验阳性。

（3）**X线检查**：可见钩椎增生、椎间孔狭窄、椎体不稳等。

4. **交感神经型颈椎病**

（1）**症状**：颈枕痛或偏头痛、头晕、头沉，眼胀、视物模糊、流泪、眼睑无力、视力减退，咽部不适、有异物感，鼻塞、喷嚏，耳鸣、耳聋，舌尖麻木、牙痛，胸闷、心悸、心痛、失眠，哮喘，恶心、呕吐、腹泻、便秘，尿频、尿急、排尿困难，极少肢体麻木、遇冷加重，或呈间歇性皮肤发红、发热、肿胀，多汗或无汗。

（2）**体征**：颈部可有压痛，可出现霍纳征，瞳孔缩小、眼睑下垂、眼球下陷等。

（3）**X线检查**：寰枢椎半脱位、颈椎旋转移位、骨质增生等。

**5. 脊髓型颈椎病**

（1）**症状**：疼痛多不明显，下肢可见麻木无力、沉重、发紫、怕冷、酸胀、水肿、站立不稳、步履蹒跚、闭目行走摇摆、脚尖不能离地、颤抖，重者腰背、腹部麻木，指鼻试验、跟膝胫试验阳性，可有尿急、排尿不尽、尿潴留、便秘或排便不畅。

（2）**体征**：曲颈试验阳性，浅反射迟钝或消失，深反射亢进。

（3）**影像学检查**：X线检查：颈椎生理曲度变直或向后成角，椎间隙变窄、椎体退变增生、后纵韧带钙化，先天性椎体融合等。

（4）**CT检查**：椎体后骨刺、椎间盘向后突出、脱出，后纵韧带钙化、黄韧带钙化等。

（5）**磁共振成像（MRI）检查**：脊髓受压明显，多因骨刺、椎间盘、黄韧带肥厚引起。

临床上此5型可单独出现，但多数情况下是两种或两种以上的复合出现，多数症状较为典型，少数不典型，如交感神经型颈椎病可无颈部症状，只有内脏功能失调或五官症状，椎动脉型颈椎病有头部症状，临床上应仔细检查、综合考虑。

**二）颈椎病的辨证分经**

颈、上肢为手三阴经、三阳经、足太阳经、督脉等循行，根据颈椎病的症状进行辨证分经，循经治疗，使治疗更有针对性。临床上颈椎病可为一经病，但多数为数经并病。脊髓型颈椎病还涉及足三阴经等。

（1）**督脉病**：头枕部、颈部疼痛、沉紧、麻木，颈屈伸不利，头枕后部、颈后正中部可有压痛。

（2）**手阳明经病**：颈外侧、肩、上肢前外侧、食指疼痛、麻木，颈侧屈不利，可向上肢放射，颈外侧、上肢前外侧压痛，上肢活动无力。

（3）**手少阳经病**：颈外侧疼痛、压痛，颈侧屈不利，枕部可疼痛沉重，向头侧放射，上肢外侧疼痛、麻木，可向中指、环指放射，上肢外侧中间可有压痛。

（4）**手太阳经病**：颈后外侧疼痛、压痛，颈屈伸、侧屈不利，上背、肩胛部酸楚疼痛、压痛，上臂后侧、前臂背面尺侧疼痛，可连及小指，头过伸诸症加重，前臂背面尺侧、小指麻木、活动无力。

（5）**手太阴经病**：肩前内侧疼痛酸楚，上及缺盆、下向上臂内侧前缘放射，可至拇指，上臂内侧、前臂桡侧、拇指麻木、无力，肩前部可有压痛，颈可有疼痛。

（6）**手少阴经病**：肩前内侧疼痛酸楚，向下放射至上臂内侧后缘、前臂内侧后缘，前臂内侧后缘、掌、小指疼痛、麻木、无力。

（7）**足太阳经病**：颈部酸楚疼痛，头枕部疼痛、麻木，颈曲屈不利，头、颈背可有压痛。

## （四）治疗

颈椎病为刺筋疗法的优势病种，刺筋治疗颈椎病多用于病程较长、较重患者，多有理想效果，病情较轻者，多用于针刺经脉、络脉，也可与针刺经脉、络脉配合运用。

### 一）颈型颈椎病

**1. 恢刺**

（1）**部位**：头后部、颈椎及椎旁、颈背等筋结压痛点。

（2）**刺法**：圆利针于头后部、颈椎及椎旁、颈背等筋结压痛点针刺，施以举之前后、左右的运针手法，也可刺入后活动颈部，以增强针感，每次选3～5个点，5～7天1次。

2. 关刺

（1）部位：头后部、颈椎及椎旁、颈背等筋结压痛点。

（2）刺法：圆利针刺入，筋结压痛点朝不同方向提插，以增强针感，多点依次针刺，5～7天1次。也可左手固定筋结压痛点部位，右手毫针持针刺入，于左手下压痛部位施以提插、捻转手法，出针，以增强针感，多点依次针刺，1天1次。

3. 燔针劫刺

（1）部位：头后部、颈椎及椎旁、颈背经筋聚结点。

（2）刺法：适于虚寒性患者，头后部、颈椎及椎旁、颈背经筋聚结点毫针刺入后，针柄艾灸，留针约30分钟，1天1次；或温针后刺入，留针约30分钟；或较粗针具反复提插，不留针，2天1次；或火针烧红后快速刺入，快速拔出，多点依次进行，3天1次。

4. 巨刺

（1）部位：腰部对应阳性部位、胸部、耻骨对应阳性部位等。

（2）刺法：腰部对应阳性部位、胸部、耻骨对应阳性部位等，毫针刺入，一次多取一个部位，多个部位分组进行，边行针边活动颈部，留针约30分钟，1天1次。

5. 其他

配合其他针刺方法。

**二）神经根型颈椎病**

1. 恢刺

（1）部位：颈椎及椎旁、颈肩背、上肢等筋结压痛点。

（2）刺法：圆利针于颈椎旁压痛点针刺至骨，刺激椎旁关节囊；圆利针针刺肩背、上肢等压痛点，施以举之前后的运针手法，也可刺入后活动局部，以增强针感，每次选3～5个点，5～7天1次。

### 2. 关刺

（1）**部位**：颈椎及椎旁、颈肩背、上肢等筋结压痛点。

（2）**刺法**：圆利针刺入，筋结压痛点朝不同方向提插，以增强针感，多点依次针刺，5～7天1次。也可左手固定筋结压痛点，右手毫针持针刺入，于左手下压痛部位施以提插捻转手法，以增强针感，多点依次针刺，1天1次。

### 3. 燔针劫刺

（1）**部位**：颈肩背、上肢等经筋聚结点。

（2）**刺法**：适于虚寒性患者，颈肩背、上肢等经筋聚结点毫针刺入后，针柄艾灸，留针约30分钟，1天1次；或温针后刺入，留针约30分钟；或较粗针具反复提插，不留针，2天1次；或火针烧红后快速刺入，快速拔出，多点依次进行，3天1次。

### 4. 巨刺

（1）**部位**：对侧下肢、上肢对应阳性部位、腰部、胸部、耻骨对应阳性部位等。

（2）**刺法**：对侧下肢、上肢、腰部、胸部、耻骨对应阳性部位等毫针刺入，一次多取一个部位，多个部位分组进行，边行针边活动患侧颈、上肢，留针30分钟，2天1次。

### 5. 其他

配合其他针刺方法。

### 三）脊髓型颈椎病

### 1. 恢刺

（1）**部位**：颈椎及椎旁、颈背、腰骶等压痛点、下肢无力、麻木筋结点。

（2）**刺法**：圆利针于颈椎及椎旁、颈背、腰骶压痛点针刺至筋，施以上下、左右抬举手法。圆利针针刺下肢等筋结点，施以举之前后的运针手法，也可刺入后活动局部，以增强针感，每次选 3～5 个点，5～7 天 1 次。

2. 关刺

（1）部位：颈椎及椎旁、颈背、腰骶等压痛点，下肢无力、麻木筋结点。

（2）刺法：圆利针刺入，筋结压痛点朝不同方向提插，以增强针感，多点依次针刺，5～7 天 1 次。也可左手固定颈椎及椎旁、颈肩背、腰骶等压痛点，右手毫针持针刺入，于左手下压痛部位施以提插捻转手法，以增强针感，下肢无力、麻木筋结点针刺留针，1 天 1 次。

3. 燔针劫刺

（1）部位：颈椎及椎旁、颈背、腰骶，下肢无力、麻木经筋聚结点。

（2）刺法：适于虚寒性患者，颈椎及椎旁、颈背、腰骶下肢无力、麻木经筋聚结点毫针刺入后，针柄艾灸，留针约 30 分钟，1 天 1 次；或温针后刺入，留针约 30 分钟；或较粗针具反复提插，不留针，2 天 1 次；或火针烧红后快速刺入，快速拔出，多点依次进行，3 天 1 次。

4. 巨刺

（1）部位：对侧下肢、上肢对应阳性部位、腰部、胸部、耻骨对应阳性部位等。

（2）刺法：对侧下肢、上肢对应阳性部位、腰部、胸部、耻骨对应阳性部位等，毫针刺入，一次多取一个部位，多个部位分组进行，边行针边活动颈、下肢，留针 30 分钟，2 天 1 次。

5. 其他

配合其他针刺方法，加强功能锻炼。

**四）椎动脉型颈椎病**

1. 恢刺

（1）部位：头后部、颈椎及椎旁、颈背等筋结压痛点。

（2）刺法：圆利针于头后部、颈椎及椎旁、颈背等筋结针刺至筋，施以举之前后、左右的运针手法，以增强针感，每次选 3 ～ 5 个点，5 ～ 7 天 1 次。

**2. 关刺**

（1）**部位**：头后部、颈椎及椎旁、颈背等筋结压痛点。

（2）**刺法**：圆利针刺入，筋结压痛点朝不同方向提插，以增强针感，多点依次针刺，5 ～ 7 天 1 次。也可左手固定筋结压痛点，右手毫针持针刺入，于左手下压痛部位施以提插，捻转手法，出针，以增强针感，多点依次针刺，1 天 1 次。

**3. 燔针劫刺**

（1）**部位**：头后部、颈椎及椎旁、颈背等经筋聚结点。

（2）**刺法**：适于虚寒性患者，头后部、颈椎及椎旁、颈背等经筋聚结点毫针刺入后，针柄艾灸，留针约 30 分钟，1 天 1 次；或温针后刺入，留针约 30 分钟；或较粗针具反复提插，不留针，2 天 1 次；或火针烧红后快速刺入，快速拔出，多点依次进行，3 天 1 次。

**4. 巨刺**

（1）**部位**：腰骶部、胸部、耻骨对应阳性部位等。

（2）**刺法**：腰骶部、胸部、耻骨对应阳性部位等，毫针刺入，一次多取一个部位，多个部位分组进行，边行针边活动患部，留针 30 分钟，2 天 1 次。

**5. 其他**

配合其他针刺方法。

**五）交感神经型颈椎病**

**1. 恢刺**

（1）**部位**：颈胸椎及椎旁、胸腹部等按压疼痛、舒适点。

（2）**刺法**：圆利针于颈胸椎及椎旁、胸腹部等压痛点、舒适点针刺至筋，施以举之前后、左右的运针手法，也可刺入后活动颈部，以增强针感，每次选 3 ～ 5 个点，5 ～ 7 天 1 次。

2. 关刺

（1）部位：颈胸椎及椎旁、胸腹部等按压疼痛、舒适点。

（2）刺法：圆利针刺入，筋结压痛点朝不同方向提插，以增强针感，多点依次针刺，5 ～ 7 天 1 次。也可左手固定筋结压痛点，右手毫针持针刺入，于左手下压痛部位施以提插，捻转手法，出针，以增强针感，多点依次针刺，1 天 1 次。

3. 燔针劫刺

（1）部位：头后部、颈胸椎及椎旁、胸腹部等经筋聚结点。

（2）刺法：适于虚寒性患者，头后部、颈胸椎及椎旁、胸腹部经筋聚结点毫针刺入后，针柄艾灸，留针约 30 分钟，1 天 1 次；或温针后刺入，留针约 30 分钟；或较粗针具反复提插，不留针，2 天 1 次；或火针烧红后快速刺入，快速拔出，多点依次进行，3 天 1 次。

4. 巨刺

（1）部位：腰部、胸部、耻骨对应阳性部位等。

（2）刺法：腰部、胸部、耻骨对应阳性部位等，毫针刺入，一次多取一个部位，多个部位分组进行，边行针边活动患部，留针 30 分钟，2 天 1 次。

5. 其他

配合其他针刺方法。

（五）典型病例

冯某某，男，52 岁，2018 年 11 月 16 日初诊，四肢麻木、双下肢无力三年，加重并行走困难一个月。三年前无明显原因出现四肢麻木、双下肢无力，右腿抬腿困难，走路费力，曾到外地就诊为脊髓型颈椎病，建议手术治疗，患者畏惧手术，要求保守治疗，服药无效，接受小针刀治疗，症状无改善，左腿又无力加重，重于右腿，一个月来病情逐渐加重，现患者四肢麻木，双下肢无力、僵硬，站立不稳，走路缓慢困难，行走需身体左右摆动带动下肢，多次治疗无效，患者极为痛苦。查：颈椎生理曲度变直，活动轻微受限，$C_{2-3}$棘突旁轻压痛，四肢麻木，左手食指、中指、无名指、小指麻木明显，拇指正常，右手轻微麻木。双下肢以膝关节以下至足背部麻木明显，深浅感觉减退，走路双下肢僵硬变直，不会打弯，左腿肌力4级、右腿5级。颈椎磁共振示：颈椎生理曲度变直，颈2-3椎体融合可能，符合颈椎病并脊髓变形可能，诊断：颈椎病（脊髓型），治疗：给予圆利针颈椎椎旁阳性反应点恢刺治疗，治疗后四肢麻木减轻，下肢较前明显有力，高兴的来回行走，又给予腰骶部、天突、大椎、命门、督脉阳性反应点等圆利针恢刺并配合中药治疗15次，四肢麻木消失，下肢无力明显减轻，走路明显有力，持续治疗半年，病情进一步好转，虽然感觉下肢僵硬、走路费力，但可进行正常的生活、工作。

## 三、肩周炎

### （一）概述

肩周炎全称肩关节周围炎，是肩部疼痛，夜间为甚，逐渐加重，肩关节功能活动受限的病证，又称冻结肩、五十肩、肩凝证等，是发生于肩关节周围软组织的无菌性炎症、粘连。为临床常见病、多发病。

### （二）病因病机

#### 一）相关筋、经筋

##### 1. 筋

肩部为筋汇聚处，有肌肉、肌腱、韧带、筋膜等附着，尤其肩前部，肩部是人体活动度最大关节，活动量大，易于损伤，筋气易于聚结。

##### 2. 相关经筋循行、病证

《灵枢·经筋第十三》曰："足太阳之筋……其支者，从腋后外廉，结于肩髃……其病……项筋急，肩不举……手太阳之筋……入结于腋下；其支者，后走腋后廉，上绕肩胛，循颈……其病……腋下痛，腋后廉痛，绕肩胛引颈而痛……手少阳之筋……结于肘，上绕臑外廉，上肩，走颈……其病当所过者即支转筋……手阳明之筋……上结于肘外，上臑，结于髃；其支者，绕肩胛，挟脊；直者，从肩髃上颈……其病当所过者支痛及转筋，肩不举，颈不可左右视……手太阴之筋……结肘中，上臑内廉，入腋下，出缺盆，结肩前髃，上结缺盆……手心主之筋……结于肘内廉，上臂阴，结腋下……手少阴之筋……上结肘内廉，上入腋，交太阴。"督脉经筋也与肩周炎有关。

#### 二）病因病机病位

肩部活动幅度大、活动量大，使肩部易于损伤。外邪、外伤、慢性劳损等使肩部筋损伤，筋气聚结，瘀血阻滞，筋气不通，或年老精血、阳气不足，肩筋失养而致肩及肩周疼痛、活动加重、受限等。寒主收引、凝滞，肩及肩周经筋受凉则紧张、拘急、痉挛、聚结，影响功能而拘急疼痛，表现为手三阳、三阴、足太阳、督脉筋、经筋，可单纯筋、经筋受病引起，也可与经脉、络脉先后、同时致病。

### （三）诊断

#### 一）西医诊断

肩周炎发病于 40 岁以上，50 岁左右多发，女性多于男性，多为单侧发病，部分患者可为双肩，起病缓慢，部分有外伤史、劳损史、受凉史，主要症状和体征如下。

（1）疼痛：初期为轻度肩部酸楚、冷痛、酸痛，可持续痛也可间歇痛，部位局限于肩峰下，逐渐加重，逐渐发展成整个肩关节周围，严重者稍一触碰或活动不慎，即疼痛难忍，故多采用防护姿势，将患侧上肢紧靠于体侧，并用健手托扶。夜间疼痛较重，或夜不成眠，或半夜疼醒，不敢卧向患侧。疼痛多遇热减轻，遇寒加重，可牵涉到颈部、肩胛部、三角肌、上臂或前臂外侧。

（2）活动受限：为肩周炎的主要特征，肩关节开始不敢活动，随着肩周粘连的加重，逐渐活动受限，主要是外展、上举、前屈、后伸、外旋、内旋等。表现为手不能插口袋、扎腰带，不能梳头、摸背、洗脸、刷牙、穿脱衣等，出现扛肩现象。注意记录活动受限的方向、范围、度数，以便与治疗后对比。

（3）压痛：多在喙突、肩峰下、大结节、小结节、结节间沟、三角肌止点等压痛，在冈下窝、肩胛骨外缘（小圆肌起点）、冈上窝等可触及硬性条索，并有明显压痛，冈下窝压痛可放射到上臂后侧及前臂背侧，患者胸外上部也可出现压痛。

（4）肩部肌肉萎缩：肩周炎晚期，因患者惧怕疼痛，患肩长期活动减少，肩部肌肉可发生不同程度的失用性萎缩，特别是肩外侧的三角肌萎缩，可使肩部失去原有的丰满外形，出现肩峰突起现象，加重了肩关节的运动障碍程度，从而产生上臂上举不利、后伸困难等症状，病愈后可恢复。

（5）全身表现：部分患者可出现心烦、失眠、心悸、眩晕、饮食不节、或冷或热等症状。

（6）肌肉受阻试验：主要发生病变的肌肉，不仅在其起止点、肌腹及肌腱衔接处有明显压痛，且其抗阻试验阳性。如内旋抗阻试验阳性，是病及胸大肌、肩胛下肌，外展抗阻试验阳性是病及三角肌等。

（7）X线检查：多无异常。

二）辨证分经

肩周炎肩部疼痛、活动受限方向多以一个方向较重，其他方向较轻，根据肩部疼痛、活动受限方向、压痛不同及四诊合参，辨证归一经或几经，以便循经选穴。

（1）手太阴经病：肩前内侧酸痛，痛引缺盆，向上肢内侧前缘放射，甚至放射至拇指，肩关节受限以后伸最明显，肩部前内侧、胸外上部、肩腋前缘压痛，为肩周炎最常见者。

（2）手阳明经病：肩峰及上臂外侧偏前疼痛，连及肘部，肩关节活动以外展、上举障碍为主。肩臂前外侧压痛。

（3）**手少阳经病**：肩关节外侧疼痛，上连及颈项，下连及前臂甚至环指，肩关节外展受限，肩臂外侧压痛。

（4）**手太阳经病**：肩臂后外侧及肩胛牵掣痛，上连颈部、肩胛部，下连及肘臂后外侧及小指，肩关节活动受限以内收为主，肩胛部、肩臂后侧压痛。

部分患者，还涉及手厥阴经、手少阴经等。

### （四）治疗

肩周炎是刺筋疗法优势病种，各期、各经均可运用，早期可防止粘连或减轻粘连程度，中晚期利于粘连的松解、功能的恢复，但病程较长，要坚持治疗，多与其他刺法配合运用，恢复期要加强功能锻炼。

**1. 恢刺**

（1）**部位**：肩及肩周部等筋结压痛点，以肩前部为主，较重者加肩胛部、颈背部、患肢上臂。

（2）**刺法**：肩及肩周部等筋结压痛点圆利针刺入，施以举之前后的运针手法，也可刺入后活动局部，以增强针感，多点依次针刺，5～7天1次。

**2. 关刺**

（1）**部位**：肩及肩周部等筋结压痛点，以肩前部为主，较重者加肩胛部、颈背部、患肢上臂。

（2）**刺法**：根据症状选择所属筋结压痛点圆利针刺入，朝不同方向针刺，以增强针感，多点依次针刺，5～7天1次。也可左手固定筋结压痛点，右手毫针持针刺入，于左手下压痛部位施以提插捻转手法，以增强针感，多点依次针刺，1天1次。

**3. 燔针劫刺**

（1）**部位**：肩及肩周部、肩胛部、颈背部、患肢上臂等经筋聚结点。

（2）**刺法**：肩周炎多冷痛，遇寒加重，得热则舒，肩及肩周部、肩胛部、颈背部、患肢上臂等经筋聚结点毫针刺入后，针柄艾灸，留针约30分钟，1 天 1 次；或温针后刺入，留针约 30 分钟；或较粗针具反复提插，不留针，2 天 1 次；或火针烧红后快速刺入，快速拔出、按压针孔，多点依次进行，3 天 1 次。

**4. 巨刺**

（1）**部位**：对侧、同侧膝及膝周、对侧、同侧髋周、对侧肩周多有压痛等反应点。

（2）**刺法**：毫针于对应压痛点刺入，施以提插捻转手法，以增强针感，一次多选一点，多点分次针刺，针刺期间活动患肩部，1 天 1 ～ 2 次。

**5. 其他**

可配合经脉、络脉的治疗。

**（五）典型病例**

闫某某，女，45 岁，职业教师，2019 年 5 月 7 日初诊，左肩痛、活动受限八个月。患者八个月前左侧肩部疼痛，开始症状较轻，没有在意，疼痛逐渐加重，近一个月来疼痛较重，不敢活动，活动不慎，即疼痛难忍，夜间因疼痛难以入睡，经常睡中痛醒，活动受限，严重影响工作、生活，现左肩疼痛，不敢活动，活动疼痛加剧，洗脸、梳头、穿衣、系腰带困难，查左肩前侧、前外侧、外侧压痛明显，活动明显受限，前屈 90°、外展 80°、后伸 15°，诊断：肩周炎、治疗：给予圆利针督脉、颈椎椎旁阳性反应点、手太阳经筋肩胛骨后侧阳性反应点恢刺针治疗，疼痛明显减轻，夜间已不疼痛，复诊又在颈部阳性反应点，手少阳、手太阴经筋肩部阳性反应点圆利针恢刺治疗，前后治疗 5 次，疼痛消失，活动基本恢复正常。嘱其加强功能锻炼以防复发。两个月后随访，已完全康复。

## 四、冈上肌腱炎

### （一）概述

冈上肌腱炎又称冈上肌综合征，是指因劳损、外伤、受寒引起的肌腱退行性改变而出现的以肩外侧疼痛、功能障碍为主要临床表现的病证。属于伤筋范畴。

### （二）病因病机

#### 一）相关筋、经筋

##### 1. 筋

肩部尤其肩前部为筋汇聚处，有肌肉、肌腱、韧带、筋膜等附着，肩部是人体活动度最大关节，活动量大，易于损伤，筋气易于聚结。

##### 2. 相关经筋循行、病证

《灵枢·经筋第十三》曰："手少阳之筋……结于肘，上绕臑外廉，上肩，走颈……其病当所过者即支转筋……手阳明之筋……上结于肘外，上臑，结于髃；其支者，绕肩胛，挟脊；直者，从肩髃上颈……其病当所过者支痛及转筋，肩不举，颈不可左右视。"

#### 二）病因病机病位

肩部活动幅度大、活动量大，尤其外展，使肩外易于损伤。外邪、外伤、慢性劳损等使肩部筋损伤，筋气聚结，瘀血阻滞，筋气不通或筋失所养而致肩部疼痛、活动加重。寒主收引、凝滞，肩外经筋受凉则紧张、拘急、痉挛、聚结，影响功能而拘急疼痛，表现为手少阳、阳明等筋经筋，可单纯筋、经筋受病引起，也可与经脉、络脉先后、同时致病。

### （三）诊断

（1）**病史**：好发于中青年等体力劳动者、家庭主妇、运动员，起病缓慢，常有外伤史、受凉史、单一姿势工作而诱发。

（2）**症状**：肩外侧疼痛，轻重不一，肩部活动、用力、受寒时加重。疼痛一般在大结节处，并可放射到三角肌止点或手指处。

（3）**体征**：大结节处压痛，肩关节活动受限，当肩关节外展至60°~120°时，可引起明显疼痛而致活动受限。

（4）检查：X线偶见冈上肌肌腱钙化、骨质疏松，为组织变性后的一种晚期变化。

## （四）治疗

冈上肌腱炎刺筋多用于久病患者，有较好的即时效果，急性期用其他疗法，经筋以手阳明、少阳经筋为主，可与其他刺法配合运用。

**1. 恢刺**

（1）部位：肩前外部、冈上窝部等筋结压痛点。

（2）刺法：肩前外部、冈上窝部等筋结压痛点圆利针刺入，施以举之前后的运针手法，以增强针感，多点依次针刺，5～7天1次。

**2. 关刺**

（1）部位：肩前外部、冈上窝部等筋结压痛点。

（2）刺法：肩前外部、冈上窝部等筋结压痛点圆利针刺入，筋结压痛点朝不同方向针刺，以增强针感，多点依次针刺，5～7天1次。也可左手固定筋结压痛点，右手毫针持针刺入，于左手下压痛部位施以提插捻转手法，以增强针感，多点依次针刺，1天1次。

**3. 燔针劫刺**

（1）部位：肩前外部、冈上窝部等经筋压痛点。

（2）刺法：适于虚寒性患者，肩前外部、冈上窝部等经筋压痛点毫针刺入后，针柄艾灸，留针约30分钟，1天1次；或温针后刺入，留针约30分钟；或较粗针具反复提插，不留针，2天1次；或火针烧红后快速刺入，快速拔出，多点依次进行，3天1次。

**4. 巨刺**

（1）部位：对侧、同侧膝内侧、对侧、同侧髋周、对侧肩前外侧等对应压痛点。

（2）刺法：毫针于对应压痛点刺入，施以提插捻转手法，以增强针感，留针约30分钟，多点分组针刺，针刺期间活动患肩部，1天1次。

## 5. 其他

可配合经脉、络脉的治疗。

# 五、冈下肌腱损伤

## （一）概述

冈下肌腱损伤是冈下肌腱因外伤、劳损、受凉等导致肩背部和上臂酸胀不适、疼痛，肩关节活动受限的病证。属于伤筋范畴。

## （二）病因病机

### 一）相关筋、经筋

#### 1. 筋

肩部为筋汇聚处，有肌肉、肌腱、韧带、筋膜等附着，肩部是人体活动度最大关节，活动量大，易于损伤，筋气易于聚结。

#### 2. 相关经筋循行、病证

《灵枢·经筋第十三》曰："手太阳之筋……入结于腋下；其支者，后走腋后廉，上绕肩胛……手少阳之筋……结于肘，上绕臑外廉，上肩，走颈……其病当所过者即支转筋……手阳明之筋……上结于肘外，上臑，结于髃；其支者，绕肩胛，挟脊；直者，从肩髃上颈……其病当所过者支痛及转筋，肩不举，颈不可左右视。"

### 二）病因病机病位

肩部活动幅度大、活动量大，使肩易于损伤。外伤、慢性劳损、外邪等使肩部筋损伤，筋气聚结，瘀血阻滞，筋气不通或筋失所养而致肩及肩胛疼痛、活动加重。寒主收引、凝滞，肩外、肩胛部经筋受凉则紧张、拘急、痉挛、聚结，影响功能而拘急疼痛，表现为手三阳等经筋，可单纯筋、经筋受病引起，也可与经脉、络脉先后、同时致病。

## （三）诊断

（1）**病史**：冈下肌损伤劳损史或受凉史。

（2）**症状**：肩背部和上臂酸胀不适、疼痛、肩部内收外展及旋转活动受限。

（3）**体征**：冈下窝压痛并可触及块状或条索状物。肱骨大结节处可有压痛；肩外展、内旋牵拉冈下肌时疼痛加重：内收、外旋抗阻力试验阳性。

（4）**检查**：X光片示可排除骨性病变。

## （四）治疗

冈下肌腱炎刺筋多有较好的即时效果，远期也有一定疗效，多取手三阳经筋，可与其他刺法配合运用。

**1. 恢刺**

（1）**部位**：肩前外部、冈下窝部等筋结压痛点。

（2）**刺法**：肩前外部、冈下窝部等筋结压痛点圆利针刺入，施以举之前后的运针手法，以增强针感，多点依次针刺，5～7天1次。

**2. 关刺**

（1）**部位**：肩前外部、冈下窝部等筋结压痛点。

（2）**刺法**：肩前外部、冈下窝部等筋结压痛点圆利针刺入，筋结压痛点朝不同方向针刺，以增强针感，多点依次针刺，5～7天1次。也可左手固定筋结压痛点，右手毫针持针刺入，于左手下压痛部位施以提插捻转手法，以增强针感，多点依次针刺，1天1次。

**3. 燔针劫刺**

（1）**部位**：肩前外部、冈下窝部等经筋压痛点。

（2）**刺法**：适于虚寒性患者，肩前外部、冈下窝部等经筋压痛点毫针刺入后，针柄艾灸，留针约30分钟，1天1次；或温针后刺入，留针约30分钟；或较粗针具反复提插，不留针，2天1次；或火针烧红后快速刺入，快速拔出，多点依次进行，3天1次。

4. **巨刺**

（1）**部位**：对侧、同侧膝内侧、对侧、同侧髋部前内、髋外侧、对侧肩部等对应压痛点。

（2）**刺法**：毫针于对应压痛点刺入，施以提插捻转手法，以增强针感，留针约 30 分钟，每次多选一点，多点分次针刺，针刺期间活动患肩部，1 天 1 次。

5. **其他**

可配合经脉、络脉的治疗。

## 六、肱二头肌长头腱鞘炎

### （一）概述

肱二头肌长头腱鞘炎是肌腱在肩关节活动时长期遭受磨损而发生退变、粘连、肌腱滑动损伤，而使肱骨结节间沟部疼痛，肩关节活动受限的病证。本病好发于 40 岁以上的病人。属于伤筋范畴。

### （二）病因病机

#### 一）相关筋、经筋

1. **筋**

肩前部为筋汇聚处，有肱二头肌、肌腱、韧带、筋膜等、走行附着，肩部是人体活动度最大关节，易于损伤，筋气易于聚结。

2. **相关经筋循行、病证**

《灵枢·经筋第十三》曰："手阳明之筋……上结于肘外，上臑，结于髃；其支者，绕肩胛，挟脊；直者，从肩髃上颈……其病当所过者支痛及转筋，肩不举，颈不可左右视……手太阴之筋，起于大指之上，循指上行，结于鱼后，行寸口外侧，上循臂，结肘中，上臑内廉，入腋下，出缺盆，结肩前髃……"

#### 二）病因病机病位

肩部活动量大，使肩前易于损伤。外伤、慢性劳损、外邪等使肩前部筋损伤，筋气聚结，瘀血阻滞，筋气不通或筋失所养而致肩前疼痛、活动加重。寒主收引、凝滞，肩前手阳明、太阴经筋受凉则紧张、拘急、痉挛、聚结，影响功能而拘急疼痛，表现为手阳明、太阴等经筋，可单纯筋、经筋受病引起，也可与经脉、络脉先后、同时致病。

### （三）诊断

（1）**病史**：多见于中年人，有损伤、劳损史。

（2）**症状**：肩痛，夜间明显，活动后加重，休息后减轻。疼痛主要局限在肱二头肌长头腱鞘近，亦可牵涉至上臂前侧。凡是能使此肌腱紧张、滑动或受到牵拉的动作，均能使疼痛加重。

（3）**体征**：肱骨结节间沟或肌腱上有压痛。前臂旋后位抗阻力屈肘时，结节间沟处出现疼痛。

### （四）治疗

肱二头肌长头腱鞘炎刺筋有一定疗效，多选阳明、太阴筋、经筋，要坚持数次治疗，急性炎症多用其他刺法。

**1. 恢刺**

（1）**部位**：肩前部、前臂等筋结压痛点。

（2）**刺法**：肩前部、前臂部等筋结压痛点圆利针刺入，施以举之前后的运针手法，以增强针感，多点依次针刺，5～7天1次。

**2. 关刺**

（1）**部位**：肩前部、前臂等筋结压痛点。

（2）**刺法**：肩前部、前臂等筋结压痛点圆利针刺入，筋结压痛点朝不同方向针刺，以增强针感，多点依次针刺，5～7天1次。也可左手固定筋结压痛点，右手毫针持针刺入，于左手下压痛部位施以提插捻转手法，以增强针感，多点依次针刺，1天1次。

**3. 燔针劫刺**

（1）**部位**：肩前部、前臂等经筋压痛点。

（2）刺法：适于虚寒性患者，肩前部、前臂等经筋压痛点毫针刺入后，针柄艾灸，留针约30分钟，1天1次；或温针后刺入，留针约30分钟；或较粗针具反复提插，不留针，2天1次；或火针烧红后快速刺入，快速拔出，多点依次进行，3天1次。

**4. 巨刺**

（1）部位：对侧、同侧膝内侧、对侧踝关节前内侧、对侧、同侧髋前侧、对侧肩前侧等对应压痛点。

（2）刺法：毫针于对应压痛点刺入，施以提插捻转手法，以增强针感，留针约30分钟，每次多选一点，多点分次针刺，针刺期间活动患肩部，1天1～2次。

**5. 其他**

可配合经脉、络脉的治疗。

# 七、肘关节扭挫伤

## （一）概述

肘关节扭挫伤是肘关节因外伤所致的肘部疼痛、肿胀、功能障碍的病证。属于伤筋范畴。

## （二）病因病机

### 一）相关筋、经筋

#### 1. 筋

肘部为筋汇聚处，有肌肉、肌腱、韧带、筋膜等附着，肘部是人体屈伸活动用力大的关节，易于损伤，筋气易于聚结。

#### 2. 相关经筋循行、病证

《灵枢·经筋第十三》曰："手太阳之筋，起于小指之上，结于腕，上循臂内廉，结于肘内锐骨之后，弹之应小指之上，入结于腋下……手少阳之筋，起于小指次指之端，结于腕，中循臂，结于肘，上绕臑外廉……手阳明之筋……上结于肘外，上臑，结于髃；其支者，绕肩胛，挟脊……手太阴之筋，起于大指之上，循指上行，结于鱼后，行寸口外侧，上循臂，结肘中，上臑内廉，入腋下，出缺盆，结肩前髃……手心主之筋，起于中指，与太阴之筋并行，结于肘内廉，上臂阴……手少阴之筋，起于小指之内侧，结于锐骨，上结肘内廉，上入腋。"

### 二）病因病机病位

肘部屈伸活动用力较大，使肘部易于损伤。外伤、慢性劳损、外邪等使肘部筋损伤，筋气聚结，瘀血阻滞，筋气不通或筋失所养而致肘部疼痛、屈伸受限。寒主收引、凝滞，肘部经筋受凉则紧张、拘急、痉挛、聚结，影响功能而拘急疼痛，表现为手三阳、三阴等经筋，可单纯筋、经筋受病引起，也可与经脉、络脉先后、同时致病。

### （三）诊断

（1）**病史**：有明显的外伤史，青少年多见。

（2）**症状**：初起时肘部疼痛，肿胀、屈伸困难。肿胀轻重不一。肘关节呈半屈伸位，患者以手托肘，关节活动可受限。重者关节伤侧肿痛明显，皮下有瘀斑。

（3）**体征**：肘部压痛、肿胀、甚至有瘀斑。

（4）**检查**：肘关节正、侧位 X 线片排除骨折。

### （四）治疗

肘关节扭挫伤是肘关节较轻的损伤，不包括肌腱、韧带的明显断裂、撕裂和骨折，刺筋慢性损伤有较好疗效，急性损伤巨刺刺筋，不用恢刺、关刺等刺筋方法。

#### 1. 恢刺

（1）**部位**：肘部、前臂、上臂等筋结压痛点。

（2）**刺法**：肘部、前臂、上臂等筋结压痛点圆利针刺入，施以举之前后的运针手法，以增强针感，多点依次针刺，5～7天1次。

**2. 关刺**

（1）**部位**：肘部、前臂、上臂等筋结压痛点。

（2）**刺法**：肘部、前臂、上臂等筋结压痛点圆利针刺入，筋结压痛点朝不同方向针刺，以增强针感，多点依次针刺，5～7天1次。也可左手固定筋结压痛点，右手毫针持针刺入，于左手下压痛部位施以提插捻转手法，以增强针感，多点依次针刺，1天1次。

**3. 燔针劫刺**

（1）**部位**：肘部、前臂、上臂等经筋压痛点。

（2）**刺法**：适于虚寒性患者，肘部、前臂、上臂等经筋压痛点毫针刺入后，针柄艾灸，留针约30分钟，1天1次；或温针后刺入，留针约30分钟；或较粗针具反复提插，不留针，2天1次；或火针烧红后快速刺入，快速拔出，多点依次进行，3天1次。

**4. 巨刺**

（1）**部位**：对侧、同侧膝周、对侧肘部对应压痛点。

（2）**刺法**：毫针于对应压痛点刺入，施以提插捻转手法，以增强针感，留针约30分钟，每次多选一点，多点分次针刺，针刺期间活动患肘部，1天1～2次。

**5. 其他**

可配合经脉、络脉的治疗。


# 八、网球肘

## （一）概述

网球肘又称肱骨外上髁炎，是肘关节外侧前臂伸肌起点处肌腱发炎而产生疼痛的病证。网球肘是过劳性综合征的典型例子，为临床常见病，网球、羽毛球运动员较常见，故称"网球肘"，家庭主妇、厨师、砖瓦工、木工等长期反复用力做肘部活动者，也易患此病，属于肘痛、痹证、伤筋等范畴。

### （二）病因病机

#### 一）相关筋、经筋

#### 1. 筋

肘部为筋汇聚处，有肌肉、肌腱、韧带、筋膜等附着，外上髁为前臂伸肌止点，内上髁为前臂屈肌止点，肱骨内、外上髁为应力点，易于损伤，筋气易于聚结。

#### 2. 相关经筋循行、病证

《灵枢·经筋第十三》曰："手太阳之筋，起于小指之上，结于腕，上循臂内廉，结于肘内锐骨之后，弹之应小指之上，入结于腋下……手少阳之筋，起于小指次指之端，结于腕，中循臂，结于肘，上绕臑外廉……手阳明之筋……上结于肘外，上臑，结于髃；其支者，绕肩胛，挟脊；直者，从肩髃上颈……手少阴之筋，起于小指之内侧，结于锐骨，上结肘内廉，上入腋。"

#### 二）病因病机病位

肘部屈伸活动用力大，肱骨内、外上髁为屈伸应力点，易于损伤。外伤、慢性劳损、外邪等使肘部筋损伤，外上髁多伸筋损伤，内上髁多屈筋损伤，筋气聚结，瘀血阻滞，筋气不通或筋失所养而致肘部疼痛、活动加重。寒主收引、凝滞，肘部经筋受凉则紧张、拘急、痉挛、聚结，影响功能而拘急疼痛，表现为手阳明、少阳、太阳、少阴经筋，可单纯筋、经筋受病引起，也可与经脉、络脉先后、同时致病。

### （三）诊断

（1）**病史：** 多见于劳动强度大的青壮年工人，并有肘部急性损伤或腕关节的反复屈伸劳损病史。

（2）**症状：** 主要表现为肘关节肱骨外上髁部局限性疼痛，持续性的酸痛，可向肩部或前臂放射，部分病例夜间疼痛明显，轻者不敢拧毛巾，不能端重物，严重者端水杯或扫地均引起疼痛。

（3）体征：肘部检查时发现肱骨外上髁、桡骨小头、环状韧带以及肱桡关节间隙处有明显的压痛，局部无明显肿胀，伸腕抗阻试验阳性。

（4）X线检查：早期多无明显异常，中期可出现肱骨外上髁密度增高，后期可见骨质吸收，甚至破坏。

### （四）治疗

肱骨外上髁炎多为反复发作，缠绵难愈，刺筋治疗疗效肯定，肱骨内上髁炎也可同样治疗。

**1. 恢刺**

（1）部位：肱骨内、外上髁、前臂背等筋结压痛点，顽固性患者加肩背、上臂等筋结压痛点。

（2）刺法：肱骨内、外上髁、前臂、肩背、上臂等筋结压痛点圆利针刺入，施以举之前后的运针手法，以增强针感，多点依次针刺，5～7天1次。

**2. 关刺**

（1）部位：肱骨内、外上髁、前臂、肩背、上臂等筋结压痛点。

（2）刺法：肱骨内、外上髁、前臂、肩背、上臂等筋结压痛点圆利针刺入，筋结压痛点朝不同方向针刺，以增强针感，多点依次针刺，5～7天1次。也可左手固定筋结压痛点，右手毫针持针刺入，于左手下压痛部位施以提插捻转手法，以增强针感，多点依次针刺，1天1次。

**3. 燔针劫刺**

（1）部位：肱骨内、外上髁、前臂、肩背、上臂等经筋压痛点。

（2）刺法：适于虚寒性患者，肱骨内、外上髁、前臂、肩背等经筋压痛点毫针刺入后，针柄艾灸，留针约30分钟，1天1次；或温针后刺入，留针约30分钟；或较粗针具反复提插，不留针，2天1次；或火针烧红后快速刺入，快速拔出，多点依次进行，3 天 1 次。

**4. 巨刺**

**（1）部位：**对侧、同侧膝内外侧、对侧肘部对应压痛点。

**（2）刺法：**毫针于对应压痛点刺入，施以提插捻转手法，以增强针感，留针约 30 分钟，每次多选一点，多点分刺针刺，针刺期间活动患肘部，1天 1 ～ 2 次。

**5. 其他**

可配合经脉、络脉的治疗。

# 九、腕关节扭伤

## （一）概述

腕关节扭伤是指手腕在受到撞击之后，腕关节韧带、关节囊、肌腱、腱鞘等软组织损伤出现腕部酸痛、肿胀、无力等病证。属于伤筋范畴。

## （二）病因病机

### 一）相关筋、经筋

**1. 筋**

腕部为筋汇聚处，有肌肉、肌腱、韧带、筋膜等附着，腕部肌肉较小、较多，活动量大，易于损伤，筋易于聚结。

**2. 相关经筋循行、病证**

《灵枢·经筋第十三》曰："手太阳之筋，起于小指之上，结于腕，上循臂内廉……手少阳之筋，起于小指次指之端，结于腕，中循臂……手阳明之筋，手阳明之筋，起于大指次指之端，结于腕，上循臂……手太阴之筋，起于大指之上，循指上行，结于鱼后，行寸口外侧，上循臂……手少阴之筋，起于小指之内侧，结于锐骨，上结肘内廉……手太阴之筋，起于大指之上，循指上行，结于鱼后，行寸口外侧，上循臂。"

## （二）病因病机病位

腕部活动量大，使腕部易于损伤，暴露在外，易感外邪。外伤、慢性劳损、外邪等使腕部筋损伤，筋气聚结，瘀血阻滞，筋气不通或筋失所养而致腕部疼痛、活动加重，以尺桡骨下端、腕骨背侧为主。寒主收引、凝滞，腕部经筋受凉则拘急、紧张、聚结，影响功能而拘急疼痛，表现为手三阳、三阴等经筋，以手三阳经筋为主，可单纯筋、经筋受病引起，也可与经脉、络脉先后、同时致病。

## （三）诊断

（1）**病史**：腕关节外伤史。

（2）**症状**：腕部疼痛、肿胀、酸痛无力，局部有压痛，腕关节功能活动受限。有时有皮下瘀血斑。

（3）**X 线片**：腕关节正、侧位 X 线片一般无异常发现。

## （四）治疗

腕关节慢性扭伤刺筋治疗疗效肯定，多用于慢性损伤，《素问·缪刺论第六十三》曰："邪客于臂掌之间，不可得屈。刺其踝后，先以指按之痛，乃刺之，以月死生为数，月生一日一痏，二日二痏，十五日十五痏，十六日十四痏。"急性损伤用巨刺疗法。

### 1. 恢刺

（1）**部位**：尺桡骨下端、腕骨背侧等筋结压痛点。

（2）**刺法**：尺桡骨下端、腕骨背侧等筋结压痛点小号圆利针刺入，施以举之前后的运针手法，以增强针感，多点依次针刺，5～7 天 1 次。

### 2. 关刺

（1）**部位**：尺桡骨下端、腕骨背侧等筋结压痛点。

（2）**刺法**：尺桡骨下端、腕骨背侧等筋结压痛点小号圆利针刺入，筋结压痛点提插、捻转数次出针，多点依次针刺，5～7 天 1 次。也可左手固定筋结压痛点，右手毫针持针刺入，于左手下压痛部位施以提插捻转手法，以增强针感，多点依次针刺，1 天 1 次。

**3. 燔针劫刺**

（1）**部位**：尺桡骨下端、腕骨背侧等经筋压痛点。

（2）**刺法**：适于虚寒性患者，尺桡骨下端、腕骨背侧等经筋压痛点毫针刺入后，针柄艾灸，留针约 30 分钟，1 天 1 次；或温针后刺入，留针约 30 分钟；或较粗针具反复提插，不留针，2 天 1 次；或火针烧红后快速刺入，快速拔出，多点依次进行，3 天 1 次。

**4. 巨刺**

（1）**部位**：对侧、同侧踝内外前侧、对侧腕部等对应压痛点。

（2）**刺法**：毫针于对应压痛点刺入，施以提插捻转手法，以增强针感，留针约 30 分钟，每次多选一点，多点分次针刺，针刺期间活动患腕，1 天 1～2 次。

**5. 其他**

可配合经脉、络脉的治疗。

# 十、桡骨茎突狭窄性腱鞘炎

## （一）概述

桡骨茎突狭窄性腱鞘炎是由于拇指或腕部活动频繁，使拇短伸肌和拇长展肌腱在桡骨茎突部腱鞘内长期相互反复摩擦，导致该处肌腱与腱鞘产生无菌性炎症反应，局部出现渗出、水肿和纤维化，鞘管壁变厚，肌腱局部变粗，造成肌腱在腱鞘内的滑动受阻而引起疼痛，活动加重的病证。属于伤筋范畴。

## （二）病因病机

### 一）相关筋、经筋

#### 1. 筋

桡骨茎突部为筋汇聚处，有拇短伸肌、拇长展肌、肌腱、筋膜等走行，拇指活动量大，易于损伤，筋易于聚结。

### 2. 相关经筋循行、病证

《灵枢·经筋第十三》曰："手太阴之筋，起于大指之上，循指上行，结于鱼后，行寸口外侧，上循臂……其病当所过者支转筋。"

## 二）病因病机病位

桡骨茎突部活动量大，骨突较高，易于损伤，暴露在外，也可感外邪。外伤、慢性劳损、外邪等使桡骨茎突部拇短伸肌、拇长展肌肌腱损伤，筋气聚结，瘀血阻滞，筋气不通或筋失所养而致疼痛、活动加重，寒主收引、凝滞，腕部经筋受凉则拘急、紧张、聚结，影响功能而拘急疼痛，表现为手太阴等经筋，可单纯筋、经筋受病引起，也可与经脉、络脉先后、同时致病。

## （三）诊断

（1）**病史**：拇指活动过量史。

（2）**症状**：桡骨茎突处隆起、疼痛，可向前臂及拇指放射痛，活动腕及拇指时疼痛加重，不能提重物。

（3）**体征**：桡骨茎突处明显压痛，有时可触及硬结节，腕和拇指活动稍受限。握拳尺偏试验阳性。

## （四）治疗

桡骨茎突狭窄性腱鞘炎是手太阴经筋病变，位置准确，刺筋疗法有一定，多配合其他刺法。

### 1. 恢刺

（1）**部位**：桡骨茎突、前臂等筋结压痛点。

（2）**刺法**：桡骨茎突、前臂等筋结压痛点圆利针刺入，施以举之前后的运针手法，以增强针感，多点依次针刺，5～7天1次。

### 2. 关刺

（1）**部位**：桡骨茎突、前臂等筋结压痛点。

（2）**刺法**：桡骨茎突、前臂等筋结压痛点圆利针刺入，筋结压痛点朝不同方向针刺，以增强针感，多点依次针刺，5～7天1次。也可左手固定筋结压痛点，右手毫针持针刺入，于左手下压痛部位施以提插捻转手法，以增强针感，多点依次针刺，1天1次。

### 3. 燔针劫刺

（1）**部位**：桡骨茎突、前臂等经筋压痛点。

（2）**刺法**：适于虚寒性患者，桡骨茎突、前臂等经筋压痛点毫针刺入后，针柄艾灸，留针约30分钟，1天1次；或温针后刺入，留针约30分钟；或较粗针具反复提插，不留针，2天1次；或火针烧红后快速刺入，快速拔出，多点依次进行，3天1次。

### 4. 巨刺

（1）**部位**：对侧、同侧踝前内足太阴经、对侧腕部对应压痛点。

（2）**刺法**：毫针于对应压痛点刺入，施以提插捻转手法，以增强针感，留针约30分钟，每次选一点，针刺期间活动患部，多即刻产生疗效，1天1～2次。

### 5. 其他

可配合经脉、络脉的治疗，尤其小针刀、微铍针的松解。

# 十一、腕管综合征

## （一）概念

腕管综合征是由于正中神经在腕管内受卡压而出现的手指麻木、疼痛的病证。是常见的周围神经卡压性疾病，属于痹证、伤筋范畴。

## （二）病因病机

### 一）相关筋、经筋

#### 1. 筋

腕部为筋汇聚处，有屈肌肉、肌腱、韧带、筋膜、神经等通过、附着，腕部活动量大，易于损伤，其筋气易于聚结。

**2.相关经筋循行、病证**

《灵枢·经筋第十三》曰："手太阴之筋，起于大指之上，循指上行，结于鱼后，行寸口外侧，上循臂……其病当所过者支转筋……手心主之筋，起于中指，与太阴之筋并行，结于肘内廉……手少阴之筋，起于小指之内侧，结于锐骨，上结肘内廉。"

**二）病因病机病位**

腕部活动量大，使腕部内侧韧带、肌腱易于损伤，暴露在外，易感外邪。外伤、慢性劳损、外邪等使腕部筋损伤，筋气聚结，瘀血阻滞，筋气不通或筋失所养而致手指疼痛、麻木。寒主收引、凝滞，腕部经筋受凉则拘急、紧张、聚结，影响功能而拘急疼痛，表现为手三阴等内侧经筋，可单纯筋、经筋受病引起，也可与经脉、络脉先后、同时致病。

**（三）诊断**

（1）**病史**：手、腕反复长期活动史。

（2）**症状**：手指麻木、疼痛，尤其是拇、食、中指明显，活动后或干活时可稍缓解，休息后明显，尤其是夜间。从做针线活，驾车等活动也会引起手指麻木的加重，部分有前臂甚至整个上肢的麻木或感觉异常。

（3）**体征**：手指感觉减退或散失，拇短展肌和拇对掌肌萎缩或力弱，甚至可出现大鱼际最桡侧肌肉萎缩，拇指不灵活。

**（四）治疗**

刺筋治疗腕管综合征有一定效果，临床用改进针具微铍针刺筋疗效更好，传统刺筋多作辅助疗法。

**1.恢刺**

（1）**部位**：腕横纹正中、尺桡侧屈肌腱内侧等筋结压痛点。

（2）**刺法**：腕横纹正中、尺桡侧屈肌腱内侧等筋结压痛点圆利针刺入，进针宜浅，刺过腕横韧带即可，以免损伤神经、血管，施以举之上下的运针手法，以扩张腕管、增强针感，5～7天1次。

**2. 微铍针切刺**

（1）**部位**：腕横纹正中、尺桡侧屈肌腱内侧等筋结压痛点。

（2）**刺法**：腕横纹正中、尺桡侧屈肌腱内侧等筋结压痛点微铍针刺入，刺破腕横韧带有突破感即可，每个点上下连刺2针，多即刻有疗效，5～7天1次。

**3. 巨刺**

（1）**部位**：对侧、同侧内踝外、对侧腕部等对应压痛点。

（2）**刺法**：毫针于对应压痛点刺入，施以提插捻转手法，以增强针感，留针约30分钟，多点分次针刺，针刺期间活动患部，1天1～2次。

**4. 其他**

可配合经脉、络脉的治疗。

# 十二、屈指肌腱腱鞘炎

## （一）概述

屈指肌腱腱鞘炎是由于屈指肌腱与掌指关节处的屈指肌腱纤维鞘管反复摩擦，产生慢性无菌性炎症反应，局部出现渗出、水肿和纤维化，鞘管壁变厚，肌腱局部变粗，阻碍了肌腱在该处的滑动而引起手掌部疼痛、压痛和患指伸屈活动弹响指受限的病证，又称为板机指或弹响指，属于痹证、伤筋范畴。

## （二）病因病机

### 一）相关筋、经筋

#### 1. 筋

掌部为筋汇聚处，有取肌肉、肌腱、韧带、筋膜等通过、附着，掌指部活动量大，易于损伤，筋易于聚结。

## 2. 相关经筋循行、病证

《灵枢·经筋第十三》曰："手太阴之筋，起于大指之上，循指上行，结于鱼后，行寸口外侧，上循臂……其病当所过者支转筋……手心主之筋，起于中指，与太阴之筋并行，结于肘内廉……手少阴之筋，起于小指之内侧，结于锐骨，上结肘内廉。"

### 二）病因病机病位

掌指部活动量大，使掌指关节部易于损伤。外伤、慢性劳损、外邪等使掌指关节内侧部筋损伤，筋气聚结，瘀血阻滞，筋气不通或筋失所养而致手指疼痛、屈伸障碍，以拇指为主。表现为手三阴等掌指部筋、经筋，可单纯筋、经筋受病引起，也可与经脉、络脉先后、同时致病。

### （三）诊断

（1）病史：手指活动过量史。

（2）症状：手掌部疼痛，手指屈伸时弹响，晨起或活动时加重，以拇指多见，其他四指偶发，患指伸屈活动障碍，影响工作、生活。

（3）体征：手掌面患指掌骨头处可摸到一结节状物，手指屈伸时可感到结节状物滑动，压痛明显，患指屈伸受限。

### （四）治疗

屈指肌腱腱鞘炎有一定效果，临床多用改进针具微铍针刺筋疗效更好，传统刺筋多作辅助疗法。

#### 1. 恢刺

（1）部位：掌指关节内侧、前臂内侧等筋结压痛点。

（2）刺法：掌指关节内侧、前臂内侧等筋结压痛点圆利针刺入，可深至骨，施以举之前后的运针手法，以扩张腱鞘，增强针感，5～7天1次。

#### 2. 关刺

（1）部位：掌指关节内侧、前臂内侧等筋结压痛点。

（2）**刺法**：掌指关节内侧、前臂内侧等筋结压痛点圆利针刺入，筋结压痛点朝不同方向针刺，以增强针感，5～7天1次。

**3. 微铍针切刺**

（1）**部位**：掌指关节内侧压痛点。

（2）**刺法**：掌指关节内侧等筋结压痛点微铍针刺入，刺破掌指关节韧带近侧外层部分即可，每个点上下连刺二针，可多1次治愈。

**4. 巨刺**

（1）**部位**：对侧、同侧跖趾关节底面等对应压痛点，第一跖趾关节为多。

（2）**刺法**：毫针于对应压痛点刺入，施以提插捻转手法，以增强针感，留针约30分钟，针刺期间活动患部，1天1～2次。

**5. 其他**

可配合经脉、络脉的治疗。

# 十三、腰肌劳损

## （一）概述

腰肌劳损是指腰部肌肉长时间、慢性、积累性的损伤而引起的腰部疼痛、活动加重的病证。属腰痛、痹证等范畴。

## （二）病因病机

### 一）相关筋、经筋

**1. 筋**

腰部为筋汇聚处，有肌肉、肌腱、韧带、筋膜等走行，棘突、横突、髂骨为附着处，腰部活动量大，易于损伤，名为肌肉损伤，实为肌腱、韧带、筋膜的损伤，筋气易于聚结。

**2. 相关经筋循行、病证**

《灵枢·经筋第十三》曰："足太阳之筋……上结于臀，上挟脊……其病……脊反折……足阳明之筋……上循胁，属脊……足太阴之筋……其内者，著于脊……足少阴之筋……循脊内挟膂，上至项，结于枕骨，与足太阳之筋合。其病……在外者不能俯，在内者不能仰。"

### 二）病因病机病位

腰部活动量大，易于损伤。外伤失治、慢性劳损、外邪等使腰部筋损伤，筋气聚结，瘀血阻滞，筋气不通或筋失所养而致疼痛、活动加重。寒主收引、凝滞，腰部经筋受凉则拘急、紧张、聚结，影响功能而拘急疼痛，表现为足太阳、督脉等经筋为主，可单纯筋、经筋受病引起，也可与经脉、络脉先后、同时致病。

### （三）诊断

（1）**病史**：腰骶部有劳损史，或暴力损伤史、受凉史。

（2）**症状**：腰痛，多为隐痛、酸痛、钝痛，时轻时重，反复发作、休息后减轻，劳累或天气变化时疼痛加重。

（3）**体征**：腰部活动可正常或受限，韧带、肌肉骨骼附着点可有疼痛和压痛。

### （四）治疗

腰肌劳损刺筋疗法有较好效果，多选腰骶结合部，足太阳、督脉等经筋，也可配合其他疗法。

#### 1. 恢刺

（1）**部位**：腰骶部等筋结压痛点。

（2）**刺法**：腰骶部等筋结压痛点圆利针刺入，施以举之前后的运针手法，以增强针感，顽固性患者可针刺至骨，多点依次针刺，5～7天1次。

#### 2. 关刺

（1）**部位**：腰骶部等筋结压痛点。

（2）**刺法**：腰骶部等筋结压痛点圆利针刺入，筋结压痛点朝不同方向针刺，以增强针感，多点依次针刺，5～7天1次。也可左手固定筋结压痛点，右手毫针持针刺入，于左手下压痛部位施以提插捻转手法，以增强针感，多点依次针刺，1天1次。

### 3. 燔针劫刺

（1）部位：腰骶部等经筋压痛点。

（2）刺法：适于虚寒性患者，腰骶部等经筋压痛点毫针刺入后，针柄艾灸，留针30分钟；或温热针后刺入，留针30分钟，1天1次。或火针烧红后快速刺入，快速拔出，多点依次进行，3天1次。

### 4. 巨刺

（1）部位：对侧胸部、腹部、腕部尺侧及龈交等对应反应点。

（2）刺法：毫针于对应压痛点刺入，施以提插捻转手法，以增强针感，留针30分钟，多点分次针刺，针刺期间活动腰骶部，1天1次。

### 5. 其他

可配合经脉、络脉的治疗。

## 十四、腰椎间盘突出症

### （一）概述

腰椎间盘突出症是腰椎间盘髓核、纤维环及软骨板等有不同程度的退行性改变，在外力等因素的作用下，椎间盘的纤维环破裂，髓核从破裂之处突出、脱出于后方、椎管内，导致脊神经根等遭受刺激、压迫，从而产生腰部疼痛，一侧下肢或双下肢麻木、疼痛等一系列临床症状。腰椎间盘突出症以 $L_{4.5}$、$L_5S_1$ 发病率最高，约占95%。属于腰痛、痹证等范畴。

### （二）病因病机

#### 一）相关筋、经筋

##### 1. 筋

腰部为筋汇聚处，有肌肉、肌腱、韧带、筋膜等走行，棘突、横突等为附着处，腰部活动量大，易于损伤，筋易于聚结。

**2. 相关经筋循行、病证**

《灵枢·经筋第十三》曰："足太阳之筋，起于足小指，上结于踝，邪上结于膝，其下循足外踝，结于踵，上循跟，结于腘；其别者，结于踹外，上腘中内廉，与腘中并，上结于臀，上挟脊，上项……其病小指支跟肿痛，腘挛，脊反折……足少阳之筋，起于小指次指，上结外踝，上循胫外廉，结于膝外廉；其支者，别起外辅骨，上走髀，前者结于伏兔之上，后者结于尻；其直者，上乘䏚季胁……其病小指次指支转筋，引膝外转筋，膝不可屈伸，腘筋急，前引髀，后引尻……足阳明之筋……上循胁，属脊……足太阴之筋……其内者，著于脊……足少阴之筋……循脊内挟膂，上至项，结于枕骨，与足太阳之筋合。其病……在外者不能俯，在内者不能仰。"

### 二）病因病机病位

腰部活动量大，易于损伤。外伤、慢性劳损、外邪等使腰部筋损伤，筋气聚结，瘀血阻滞，筋气不通或筋失所养而致疼痛、不敢活动，或活动加重。寒主收引、凝滞，腰部经筋受凉则拘急、紧张、聚结，长期挤压椎间盘而脱出，也可腰脊筋突然外力挤压椎间盘而脱出，表现为足太阳、少阳、督脉等筋、经筋，可单纯筋、经筋受病引起，也可与经脉、络脉先后、同时致病。

### （三）诊断

#### 一）西医诊断

青壮年多发，男性多于女性，常有腰部外伤史。

**1. 腰痛**

腰痛为腰椎间盘突出症最常见的症状，95% 以上患者都有腰痛，为突出椎间盘刺激外层纤维环、后纵韧带的窦椎神经所致，腰痛可出现在腿痛之前，也可出现在腿痛之中或之后，腰痛主要在下腰部或腰骶部，疼痛性质多为慢性钝痛，也可急性剧痛，腰痛活动加重，休息减轻。

### 2. 坐骨神经痛

80% 多腰椎间盘突出症出现坐骨神经痛，疼痛的性质常为麻痛、针刺样痛、烧灼样痛、刀割样痛，疼痛程度差别较大，疼痛多为一侧，极少数表现为双侧，疼痛多起于臀部，向下放射，少数可出现由下向上放射，疼痛可因咳嗽、打喷嚏、大便而加重，严重者病人采取各种体位以减轻痛苦，如屈腰、屈髋、屈膝等使椎管容积增大，坐骨神经因松弛而疼痛减轻。

腹股沟痛、大腿前内侧痛：高位腰椎间盘突出使 $L_{12}$ 神经根受累而出现相应神经分布区腹股沟、大腿前内侧痛，但较少，下位腰椎间盘突出症由于刺激了交感神经也可引起下腹部、大腿前内侧、会阴部疼痛。

### 3. 间歇性跛行

患者行走一定距离后感腰腿部疼痛、麻木无力加重，无法行走，取坐位或蹲位后，症状缓解或消失，可继续行走，为间歇性跛行，由于行走时椎管内受阻的静脉丛逐渐充血，加重了神经根的充血和受压程度，症状加重，坐位或蹲位容积扩大，静脉血流畅通，症状减轻，部分腰椎间盘突出症椎管狭窄可出现间歇性跛行。

### 4. 下肢麻木、发凉

部分腰椎间盘突出症可出现患肢麻木，且与神经分布区一致，为突出椎间盘压迫或刺激了神经根本体感觉和触觉纤维所致。也可出现患肢发凉，为突出的椎间盘组织刺激了椎旁的交感神经纤维或窦椎神经的交感神经纤维，反射性地引起了下肢血管收缩所致。

### 5. 下肢肌力减弱

腰椎间盘突出症压迫神经根严重或时间过久，可引起该神经根分布区域肌力减弱，甚则肌肉瘫痪等。

### 6. 马尾神经综合征

中央型或中央旁型腰椎间盘突出，巨大的突出物压迫平面以下马尾神经，出现马尾神经综合征，表现为肛门、尿道括约肌和性功能障碍，如会阴部麻木、便秘、排尿困难、二便失禁、阳痿等，也可见双侧严重坐骨神经痛。

### 7. 腰部畸形、活动受限、腰椎生理曲度变小或消失

腰椎生理曲度减小或消失是为减轻突出髓核压迫神经，椎间隙后方张力、后纵韧带张力增加，突出髓核部分回纳所致。腰椎侧弯是为减轻疼痛、骶棘肌痉挛，限制腰部活动，以减轻受压迫神经根的张力所致。

### 8. 压痛

腰椎间盘突出症并发神经根炎，出现椎旁 20～30mm 处压痛，棘突间、棘突上压痛、叩击痛，并可见沿神经走行向下肢放射痛。臀部、下肢后侧、外侧也可出现压痛。

### 9. 步态变化

突出症状较重时可出现拘谨姿态，前倾或跛行，常以双手扶腰，需扶拐或他人扶持才可行走。

### 10. 下肢肌肉萎缩

突出腰椎间盘压迫神经根，患肢不敢用力，引起下肢不同程度的肌肉萎缩，肌力减弱，甚至踝关节、脚趾失去背屈能力。

### 11. 神经功能障碍

感觉神经障碍可出现下肢麻木、感觉减退，为腰椎间盘突出压迫神经所致，对腰椎间盘突出定位有一定意义。运动神经障碍，可出现肌力减弱，但对定位意义不大，因肌神经受多个神经根支配。反射功能障碍，腱反射减弱或消失，如 $L_{34}$ 椎间盘突出膝反射减弱，$L_{45}$ 椎间盘突出膝反射无改变，$L_5S_1$ 椎间盘突出跟腱反射减弱或消失。

### 12. 特殊检查

①直腿抬高试验阳性；②仰卧挺腹试验阳性；③屈颈试验阳性；④股神经牵拉试验阳性。

### 13. 影像学检查

X 线片示腰椎生理曲度变直、侧弯、间隙变窄、双侧不等宽、椎间孔变小、骨质增生。CT 示腰椎间盘膨出、突出或脱出，神经根或硬膜囊受压、

移位、腰椎管狭窄、黄韧带肥厚、侧隐窝狭窄等。MRI 示硬膜囊、脊髓、神经根受压等。

### 二）辨证分经

腰椎间盘突出症症状多在腰部、臀部、下肢，为督脉、足三阳、足三阴的循行范围，根据症状而辨别经络分类可提高治疗效果。

（1）**督脉经病**：腰背疼痛、僵硬、屈伸不利，腹肌紧张，腰部正中压痛等。《素问·骨空论第六十》曰："督脉为病，脊强反折。"

（2）**足太阳经病**：最常见腰、臀后部、患肢后侧疼痛，也可向患侧下肢、脚放射，患肢麻木无力，腰、臀后部、下肢后侧压痛，活动受限或不利，严重者不敢活动。

（3）**足少阳经病**：较多见，腰痛，臀部疼痛，大腿外侧中线、小腿外侧疼痛，腰部可有歪斜，活动加重，小腿外侧麻木无力，腰部、患肢外侧正中压痛。

（4）**足阳明胃经病**：较少见，腰痛，臀部痛，大腿外侧、小腿前外侧疼痛、麻木，腰部、臀外侧、患肢前外侧压痛，活动不灵。

（5）**足少阴肾经病**：少见，腰痛，腹股沟内侧疼痛，小腿内侧后缘疼痛、麻木，腰部压痛，活动不利或受限，小腿内侧压痛。

（6）**足厥阴肝经病**：少见，腰痛，活动时加重，腹股沟处疼痛，患肢内侧中线疼痛、麻木、压痛，痛重者不敢活动。

## （四）治疗

刺筋治疗腰椎间盘突出症疗效较好，病程长短、病情轻重多有疗效，尤其慢性患者，多为足太阳、少阳筋、经筋，临床多配合经脉、络脉等针刺方法，急性期宜卧床休息，后期加强功能锻炼，以防复发。《素问·缪刺论第六十三》曰："邪客于足少阳之络，令人留于枢中痛，髀不可举，刺枢中以毫针，寒则久留针，以月死生为数，立已。"

**1. 恢刺**

（1）部位：腰骶部、下肢等筋结压痛点，腰骶部可以是正中部位，也可以是椎旁、臀部，下肢根据突出部位选择不同部位，多位于小腿、足踝部。

（2）刺法：腰骶部、下肢等筋结压痛点圆利针刺入，施以举之前后的运针手法，以增强针感，顽固性患者可针刺至骨，多点分组针刺，5～7天1次。

**2. 关刺**

（1）部位：腰骶部、下肢等筋结压痛点。

（2）刺法：腰骶部、下肢等筋结压痛点圆利针刺入，筋结压痛点朝不同方向针刺，以增强针感，多点依次针刺，5～7天1次。也可左手固定筋结压痛点，右手毫针持针刺入，于左手下压痛部位施以提插捻转手法，以增强针感，多点分组针刺，1天1次。

**3. 燔针劫刺**

（1）部位：腰骶部、下肢等经筋压痛点。

（2）刺法：适于虚寒性患者，腰骶部、下肢等经筋压痛点毫针刺入后，针柄艾灸，留针约30分钟，1天1次；或温针后刺入，留针约30分钟；或较粗针具反复提插，不留针，2天1次；或火针烧红后快速刺入，快速拔出，多点依次进行，3天1次。

**4. 巨刺**

（1）部位：对侧胸部、腹部、对侧上肢、下肢等对应反应点，也可用耻骨联合、龈交等。

（2）刺法：毫针于对应压痛点刺入，施以提插捻转手法，以增强针感，每次一点，留针约30分钟，多点分次针刺，针刺期间活动腰、下肢，1天1～2次。

**5. 其他**

可配合经脉、络脉的治疗。

### （五）典型病例

宋某某，男，56 岁，2021 年 2 月 17 日初诊，腰部疼痛三年，右腹股沟剧烈疼痛伴下肢麻木一周。患者三年前无明显诱因出现腰部疼痛，疼痛每于久坐后加重，卧位休息后减轻，以 $L_{45}$、$L_5S_1$ 左侧椎旁疼痛明显，曾做推拿治疗，效果尚可，期间病情反复，一周前因新冠疫情防控连续加班导致腰痛及腹股沟疼痛加重，伴左下肢麻木感，当地医院给予口服药物治疗，效果不佳，现症见腰部腹股沟疼痛，伴右下肢麻木，腰部活动明显受限，不能伏卧，行走不利，纳眠差，肛门有坠胀感，查：$L_{45}$、$L_5S_1$ 左侧椎旁压痛明显，左臀部压痛，左下肢麻木，以左小腿外侧至左足趾麻木较著。左侧神经根放射痛阴性，左侧直腿抬高试验 70°，加强试验阳性。左侧膝腱反射及跟腱反射减退。左小腿后侧及左足跟部皮肤感觉减退，左踇趾背伸肌力减退。CT 示 $L_{45}$ 椎间盘突出、$L_5S_1$ 椎间盘脱出，诊断：腰椎间盘突出症，治疗给腰骶部、腹股沟压痛点圆利针恢刺治疗，治疗后腰部腹股沟疼痛、左下肢麻木明显减轻，又先后给予圆利针足少阳、足太阳经筋阳性反应点恢刺治疗 6 次，腰部疼痛、左下肢麻木消失，肌力恢复正常，两个月随访，一切正常，原有肛门坠胀感也随之消失。

## 十五、腰椎管狭窄症

### （一）概述

腰椎管狭窄症全称腰椎椎管狭窄综合征，是指各种原因引起腰椎椎管各径线缩短，压迫硬膜囊、脊髓或神经根，从而导致相应神经功能障碍的病证，静止或休息时常无症状，站立、行走一段距离后出现下肢疼痛、麻木、无力等症状，蹲下或坐下休息后缓解，方能继续行走，随病情加重，行走的距离越来越短，需休息的时间越来越长。多发于 40 岁以上的中老年人，属于腰痛、痹证等范畴。

## （二）病因病机

### 一）相关筋、经筋

#### 1. 筋

腰部为筋汇聚处，有肌肉、肌腱、韧带、筋膜等走行，棘突、横突等为附着处，腰部活动量大，易于损伤，筋气易于聚结，不但椎骨外筋气聚结，而且涉及椎骨内。

#### 2. 相关经筋循行、病证

《灵枢·经筋第十三》曰："足太阳之筋，起于足小指，上结于踝，邪上结于膝，其下循足外踝，结于踵，上循跟，结于腘；其别者，结于踹外，上腘中内廉，与腘中并，上结于臀，上挟脊，上项……其病小指支跟肿痛，腘挛，脊反折……足少阳之筋，起于小指次指，上结外踝，上循胫外廉，结于膝外廉；其支者，别起外辅骨，上走髀，前者结于伏兔之上，后者结于尻；其直者，上乘䏚季胁……其病小指次指支转筋，引膝外转筋，膝不可屈伸，腘筋急，前引髀，后引尻……足阳明之筋……上循胁，属脊……足太阴之筋……其内者，著于脊……足少阴之筋……循脊内挟膂，上至项，结于枕骨，与足太阳之筋合。其病……在外者不能俯，在内者不能仰。"

### 二）病因病机病位

腰部活动量大，易于损伤。外伤、慢性劳损、外邪等使腰部筋损伤，筋气聚结，瘀血阻滞，筋气不通或筋失所养而致腰骶、下肢疼痛。寒主收引、凝滞，腰部经筋受凉则拘急、紧张、聚结，腰椎管狭窄症是腰椎间盘突出症的进一步发展，筋聚结于腰椎管内，影响了椎管内体液运行、神经功能，多为筋性原因，日久筋病及骨，出现骨性狭窄，表现为足太阳、少阳、督脉等经筋，可单纯筋、经筋受病引起，也可与经脉、络脉先后、同时致病，甚至至骨。

## （三）诊断

多为中老年人，男性多于女性，多见于 $L_5S_1$ 之间，偶尔发生于 $L_{4,5}$。

### 1. 腰痛及腰腿痛

大多数患者都有腰痛的病史，进而发展为从臀部向下肢的放射痛，站立、行走或活动后症状出现或加重，而坐位、腰椎前屈或蹲位时症状有缓解。

### 2. 间歇性跛行

病人步行一段距离后，下肢出现逐渐加重的沉重、疼痛、麻木、乏力，以致被迫改变姿势或停止行走，稍弯腰休息或蹲坐数分钟后症状缓解；再走一段距离后又出现相似症状，不得不重复休息后再走，行走距离越来越短，而休息时间越来越长，但骑车多正常，对本病的诊断具有重要意义。

### 3. 神经体征

直腿抬高试验少数为阳性。

### 4. 影像检查

（1）X 线片：正位常显示腰椎轻度侧弯，关节突间距离变小，有退行性改变。侧位片显示椎管中央矢状径变小，小于 15mm 说明有狭窄的可能。脊髓造影正位片如出现有条纹状或须根状阴影，表示马尾神经根有受压现象，或全梗阻，如影柱呈节段性狭窄或中断，表示为多发性或全梗阻。

（2）CT、MRI 检查：硬膜囊和骨性椎二者大小比例改变，硬膜囊和神经根受压，硬膜外脂肪消失或减少，关节突肥大使侧隐窝和椎管变窄，三叶状椎管，弓间韧带、后纵韧带肥厚等。

## （四）治疗

腰椎管狭窄症为临床疑难病症，多难治愈，刺筋治疗多有较好疗效，压痛越明显，疗效越好，没有压痛等阳性反应，效果多不理想，腰骶部为针刺重点，腰骶正中部位棘突上、棘突间、椎旁、臀部等需要针刺，针刺手法要重、要深，坚持治疗，多与其他针刺方法配合运用。

1. 恢刺

（1）部位：腰骶部、下肢等筋结压痛点。

（2）刺法：腰骶部、下肢等筋结压痛点圆利针刺入，施以举之前后的运针手法，以增强针感，多可针刺至骨，多点依次针刺，5～7天1次。

2. 关刺

（1）部位：腰骶部、下肢等筋结压痛点。

（2）刺法：腰骶部、下肢等筋结压痛点圆利针刺入，筋结压痛点朝不同方向针刺，以增强针感，多可针刺至骨，要深刺到位，清楚深刺位置、结构，避免神经损伤，多点依次针刺，5～7天1次。也可左手固定筋结压痛点，右手毫针持针刺入，于左手下压痛部位施以提插捻转手法，以增强针感，多点依次针刺，1天1次。

3. 燔针劫刺

（1）部位：腰骶部、下肢等经筋压痛点。

（2）刺法：适于虚寒性患者，腰骶部、下肢等经筋压痛点毫针刺入后，针柄艾灸，留针约30分钟，1天1次；或温针后刺入，留针约30分钟；或较粗针具反复提插，不留针，2天1次；或火针烧红后快速刺入，快速拔出，多点依次进行，3天1次。

4. 巨刺

（1）部位：对侧胸部、腹部、对侧上肢、下肢等对应反应点，也可用耻骨联合、龈交等对应点。

（2）刺法：毫针于对应压痛点刺入，施以提插捻转手法，以增强针感，每次多一点，多点分次进行，针刺期间活动腰、下肢，1天1～2次。

5. 其他

可配合经脉、络脉的治疗。

## （五）典型病例

高某某，男，51 岁，2018 年 12 月 3 日就诊，腰痛伴右下肢放射痛六个月，加重并间歇性跛行十余天。患者于六个月前劳累后出现腰部疼痛，伴右下肢放射痛，疼痛每于久坐后加重，卧位休息后减轻，以 $L_{45}$、$L_5S_1$ 右侧椎旁疼痛明显，未予治疗，十余天前症状加重，疼痛剧烈，呈阵发性加重，每行走约 300m 即疼痛难忍，中断行走，下蹲后还可继续行走，自用膏药外敷、推拿等治疗，效果不佳，现腰部疼痛，右下肢放射痛，腰部活动明显受限，行走不利，每走约 100 米即疼痛难忍，被迫中断行走，查 $L_{45}$、$L_5S_1$ 右侧椎旁压痛明显，右臀部、小腿后侧压痛，右侧神经根放射痛，右侧直腿抬高试验 50°，加强试验阳性。右侧膝腱反射及跟腱反射减退，右小腿后侧及右足跟部皮肤感觉减退，右踇趾背伸肌力减退。诊断：腰椎间盘突出症并椎管狭窄，治疗：给予腰骶部阳性反应点圆利针恢刺治疗，治疗后腰腿疼痛明显减轻，即刻行走 500 米也没有不适，配合口服独活寄生汤加减治疗六周，诸症消失，一年后随访，无复发。

# 十六、第三腰椎横突综合征

## （一）概述

第三腰椎横突综合征是以第三腰椎横突部疼痛为特征的慢性腰痛。多见于体型瘦长的青年人，属于腰痛、痹证等范畴。

## （二）病因病机

### 一）相关筋、经筋

#### 1. 筋

腰部为筋汇聚处，有肌肉、肌腱、韧带、筋膜等走行，横突为附着处，腰部活动量大，横突筋易于损伤，筋气易于聚结。

## 2. 相关经筋循行、病证

《灵枢·经筋第十三》曰："足太阳之筋……上结于臀，上挟脊，上项……其病小指支跟肿痛，腘挛，脊反折……足少阳之筋……上走髀，前者结于伏兔之上，后者结于尻；其直者，上乘䏚季胁……其病小指次指支转筋，引膝外转筋，膝不可屈伸，腘筋急，前引髀，后引尻。"

### 二）病因病机病位

腰部活动量大，第三腰椎横突最长，屈伸过度，附着之筋易于损伤。外伤、慢性劳损、外邪等使腰部筋损伤，筋气聚结，瘀血阻滞，筋气不通或筋失所养而致腰部疼痛。寒主收引、凝滞，腰部经筋受凉则拘急、紧张、聚结，表现为足太阳、少阳、督脉等筋、经筋，可单纯筋、经筋受病引起，也可与经脉、络脉先后、同时致病。

### （三）诊断

（1）**病史**：腰部有外伤史和劳损史。

（2）**症状**：腰部酸痛或钝痛，多数为单侧，少数为双侧。以腰部慢性间歇性的酸痛乏力为主，部位较广泛，疼痛可达臀部及大腿前方。

（3）**检查**：第三腰椎横突外缘，相当于第二腰椎棘突下旁 4cm 处有明显压痛，并可触及条索状或结节状物，可有弹响感。

（4）**X 线**：平片可见第三腰椎横突较长。

### （四）治疗

第三腰椎横突综合征通过刺筋治疗多有疗效，多配合其他针刺方法，单侧病变只治疗单侧，双侧病变同时治疗。

#### 1. 恢刺

（1）**部位**：腰骶部等筋结压痛点，以第三腰椎棘突、横突为主。

（2）**刺法**：腰骶部等筋结压痛点圆利针刺入，施以举之前后的运针手法，以增强针感，多可针刺至骨，多点依次针刺，5～7 天 1 次。

### 2. 关刺

（1）**部位：**腰骶部等筋结压痛点。

（2）**刺法：**腰骶部等筋结压痛点圆利针刺入，筋结压痛点反复提插、捻转，以第三腰椎棘突、横突尖部为主，加强刺激，以增强针感，多可针刺至骨，多点依次针刺，5～7 天 1 次。也可左手固定筋结压痛点，右手毫针持针刺入，于左手下压痛部位施以提插捻转手法，以增强针感，多点依次针刺，1 天 1 次。

### 3. 燔针劫刺

（1）**部位：**腰骶部、下肢等经筋压痛点。

（2）**刺法：**适于虚寒性患者，腰骶部、下肢等经筋压痛点毫针刺入后，针柄艾灸，留针约 30 分钟，1 天 1 次；或温针后刺入，留针约 30 分钟；或较粗针具反复提插，不留针，2 天 1 次；或火针烧红后快速刺入，快速拔出，多点依次进行，3 天 1 次。

### 4. 巨刺

（1）**部位：**对侧胸部、腹部、前臂、肘等对应反应点。

（2）**刺法：**毫针于对应压痛点刺入，施以提插捻转手法，以增强针感，每次一点，留针约 30 分钟，多点分次进行，针刺期间活动腰、下肢，1 天 1～2 次。

### 5. 其他

可配合经脉、络脉的治疗。

## 十七、臀上皮神经损伤

### （一）概述

臀上皮神经损伤是臀上皮神经在走行过程中受到牵连、压迫等损伤而出现腰臀部疼痛、麻木的病证，属于腰痛、伤筋等范畴。

### （二）病因病机

#### 一）相关筋、经筋

##### 1. 筋

腰臀部为筋汇聚处，有肌肉、肌腱、韧带、筋膜等附着处，腰臀部活动量大，易于损伤，筋气易于聚结。

##### 2. 相关经筋循行、病证

《灵枢·经筋第十三》曰："足太阳之筋……上腘中内廉，与腘中并，上结于臀，上挟脊，上项……其病小指支跟肿痛，腘挛，脊反折……足少阳之筋……上走髀，前者结于伏兔之上，后者结于尻；其直者，上乘眇季胁……其病小指次指支转筋，引膝外转筋，膝不可屈伸，腘筋急，前引髀，后引尻。"

#### 二）病因病机病位

腰臀部活动量大，易于损伤。外伤、慢性劳损、外邪等使腰臀部筋损伤，筋气聚结，瘀血阻滞，筋气不通或筋失所养而致腰臀、大腿后侧疼痛、麻木。寒主收引、凝滞，腰臀部经筋受凉则拘急、紧张、聚结，表现为足太阳、少阳等筋、经筋，可单纯筋、经筋受病引起，也可与经脉、络脉先后、同时致病。

### （三）诊断

（1）**病史**：可有腰部过度活动史。

（2）**症状**：患侧腰臀部疼痛，呈刺痛、麻痛、撕裂样疼痛，大腿后侧膝以上部位可有牵扯痛，但不过膝。急性期疼痛较剧烈，弯腰受限，起坐困难，由坐位改站位时需攀扶他人或物体，病人常诉疼痛部位较深，区域模糊，没有明显的分布界限。

（3）**检查**：髂嵴最高点内侧 2~3cm 处触及条索样硬物，压痛明显，有麻胀感。直腿抬高试验阳性，但不出现神经根性症状。

## （四）治疗

臀上皮神经损伤刺筋治疗有较好疗效，以臀上部针刺为主，可配合其他针刺方法。

**1. 恢刺**

（1）**部位**：腰骶臀部、大腿后侧等筋结压痛点。

（2）**刺法**：腰骶臀部、大腿后侧等筋结压痛点圆利针刺入，施以举之前后的运针手法，也可刺入后活动局部，以增强针感，多点依次针刺，5～7 天 1 次。

**2. 关刺**

（1）**部位**：腰骶臀部、大腿后侧等筋结压痛点，以髂嵴部为主。

（2）**刺法**：腰骶臀部、大腿后侧等筋结压痛点圆利针刺入，筋结压痛点朝不同方向针刺，以增强针感，多点依次针刺，5～7 天 1 次。也可左手固定筋结压痛点，右手毫针持针刺入，于左手下压痛部位施以提插捻转手法，以增强针感，多点依次针刺，1 天 1 次。

**3. 燔针劫刺**

（1）**部位**：腰骶臀部、大腿后侧等筋结压痛点。

（2）**刺法**：适于虚寒性患者，腰骶臀部、大腿后侧等经筋压痛点毫针刺入后，针柄艾灸，留针约 30 分钟，1 天 1 次；或温针后刺入，留针约 30 分钟；或较粗针具反复提插，不留针，2 天 1 次；或火针烧红后快速刺入，快速拔出，多点依次进行，3 天 1 次。

**4. 巨刺**

（1）**部位**：对侧颈肩背部、上肢等对应反应点。

（2）**刺法**：毫针于对应压痛点刺入，施以提插捻转手法，以增强针感，每次一点，留针约 30 分钟，多点分次进行，针刺期间活动腰、下肢，1 天 1～2 次。

## 5. 其他

可配合经脉、络脉的治疗。

# 十八、股骨头缺血坏死症

## （一）概述

股骨头缺血性坏死症又名股骨头无菌性坏死，是股骨头骨骺坏死，死骨吸收后为肉芽组织所代替，最后股骨头失去原有的密度而塌陷成扁平畸形，韧带中心之血管多呈闭锁不通病理变化而出现的髋部及周围疼痛、僵硬、活动受限的病证，当属骨蚀、骨痿、骨痹等范畴。

## （二）病因病机

### 一）相关筋、经筋

#### 1. 筋

髋部为筋汇聚处，有肌肉、肌腱、韧带、筋膜等附着处，髋部负重量大，筋易于聚结。筋结可在同侧臀部、大转子周围，也可在腹股沟及周围，甚至大腿内外侧、前侧、腰部，筋结点较多，位置较深。

#### 2. 相关经筋循行、病证

《灵枢·经筋第十三》曰："足太阳之筋……上腘中内廉，与腘中并，上结于臀，上挟脊，上项……足少阳之筋……上走髀，前者结于伏兔之上，后者结于尻；其直者，上乘眇季胁……其病腘筋急，前引髀，后引尻……足阳明之筋……上循胁，属脊……足太阴之筋……上循阴股，结于髀，聚于阴器……其病……阴股引髀而痛……足厥阴之筋……上循阴股，结于阴器，络诸筋。其病……阴股痛转筋……足少阴之筋……并太阴之筋，而上循阴股，结于阴器。"

### 二）病因病机病位

髋部负重量大，股骨头血液供应差，外伤、慢性劳损、外邪等使髋部筋损伤，筋气聚结，瘀血阻滞，筋气不通或筋失所养而致髋疼痛、活动加重，行走困难，此为外因，内因是长期过度饮酒、服用激素，损伤筋脉，筋脉瘀阻，骨失所养。寒主收引、凝滞，髋部经筋受凉则拘急、紧张、聚结，表现为足三阳、三阴、督脉等经筋，早期可单纯筋、经筋受病引起，多与经脉、络脉先后、同时致病，为由功能到形态的改变，不只有筋改变，而且涉及骨，引起骨的改变，是筋骨并病。

### （三）诊断

#### 一）西医诊断

（1）**病史**：髋部有明显外伤史、激素类药物使用史、长期酗酒史，有遗传、发育、代谢等病史。

（2）**症状**：①疼痛，见髋部周围疼痛，可为间歇性或持续性，早期疼痛开始为隐痛、钝痛、间歇痛，活动增多疼痛加重，休息可以缓解或减轻，疼痛逐渐加重呈持续性，疼痛多为针刺样、钝痛或酸痛不适等，常向腹股沟区、大腿内侧、臀后侧、膝内侧放射，并有该区麻木感，有的膝痛为主要症状。晚期股骨头塌陷、碎裂、变形，有的可造成髋关节半脱位，疼痛与髋关节活动、负重有直接关系。活动时关节内因骨性摩擦而疼痛，静止时头臼之间不发生摩擦，疼痛不明显。即行走、活动疼痛加重，动则即痛，静则痛止或减轻。②压痛见腹股沟、股骨大转子上、大转子内上、大转子下深压痛，内收肌起止点压痛。③关节僵硬与活动受限：患髋关节屈伸不利、下蹲困难、不能久站、行走鸭子步，早期外展、外旋活动受限明显。④跛行为进行性短缩性跛行，由于髋痛及股骨头塌陷，或晚期出现髋关节半脱位所致，早期往往出现短缩性跛行，儿童更为明显。

（3）**体征**：①患肢外展、外旋或内旋活动受限，缩短，肌肉萎缩，可有半脱位体征。4字实验（＋）：患肢屈髋膝，与对侧大腿成"4"字，骶髋关节疼痛为（＋）。②托马斯征（＋）：又称髋关节屈曲挛缩试验，患者取仰卧位，充分屈曲健侧髋膝使大腿贴近腹壁，并使腰部贴于床面，若患肢自动抬高屈膝离开床面或迫使患肢与床面接触则腰部前凸时，称托马斯征阳性。③艾利斯征（+）：仰卧屈膝，两膝不等高为（+）。

**（4）影像检查：**①X线表现：骨纹理细小或中断，股骨头囊性变、硬化、扁平或塌陷。②CT：较X线片可以早期发现微小的病灶和鉴别是否有骨塌陷存在及其延伸的范围，初级压力骨小梁和初级张力骨小梁的内侧部分相结合形成一个明显的骨密度增强区，在轴位像上呈现为放射状的影像，称之为星状征，是早期骨坏死的诊断依据。晚期轴位CT扫描中可见中间或边缘的局限的环形的密度减低区。③磁共振成像（MRI）：是一种有效的非创伤性的早期诊断方法，它对骨坏死有明显的敏感性和特异性，较CT更能早期发现病变，能区分正常的、坏死的骨质和骨髓，以及修复区带，$T_1$和$T_2$加权像中坏死的骨质与骨髓都有高信号强度，而关节软骨下骨质表现为黑暗的条纹，形成有波状或锯齿状图形。

**二）辨证分经**

股骨头缺血坏死症症状多在髋部、臀部、大腿，为足三阳、足三阴的循行范围，根据疼痛、压痛部位等而辨别经络分类可提高治疗效果。

**（1）足太阴经病：**髋痛，腹股沟外侧疼痛，膝前内侧疼痛，髋部、腹股沟外侧压痛，活动不利或受限，大腿内侧前缘压痛。

**（2）足厥阴经病：**髋痛，活动时加重，腹股沟处疼痛，患肢内侧中线疼痛、压痛，收肌结节前部压痛，痛重者不敢活动。

**（3）足少阴经病：**髋痛，腹股沟内侧疼痛，髋部压痛，活动不利或受限，大腿内侧后缘、收肌结节压痛。

**（4）足阳明经病：**髋痛，臀部痛，大腿前外侧痛，膝前外侧疼痛，髋部、臀外侧、患肢前外侧压痛，活动不灵。

**（5）足少阳经病：**髋痛，臀部疼痛，大腿外侧中线大转子下疼痛，股骨大转子上、内上、下、大腿外侧压痛。

**（6）足太阳经病：**髋、臀后部、大腿后侧疼痛，髋、臀后部、大腿后侧压痛，活动受限或不利。

## （四）治疗

股骨头缺血坏死症为临床疑难病症，刺筋疗法有较好疗效，可较快缓解疼痛等症状，长期坚持，也可康复，多配合其他刺法，尤其刺骨，要忌酒，少负重。

### 1. 恢刺

（1）部位：髋部、腰臀部、大腿等筋结压痛点，以髋部、臀部为主。

（2）刺法：髋部、腰臀部、大腿等筋结压痛点圆利针刺入，施以举之前后的运针手法，以增强针感，多点针刺，5～7 天 1 次。

### 2. 关刺

（1）部位：髋部、腰臀部、大腿等筋结压痛点，筋结可在同侧臀部、大转子周围，也可在腹股沟及周围，甚至大腿内外侧、前侧。

（2）刺法：髋部、腰臀部、大腿等筋结压痛点圆利针刺入，筋结压痛点朝不同方向针刺，以增强针感，筋结点位置较深，要深刺到位，多针刺至骨，要注意避开股动脉、股神经，多点分组针刺，5～7 天 1 次。对于小的、浅的筋结也可左手固定筋结压痛点，右手毫针持针刺入，于左手下压痛部位施以提插捻转手法，以增强针感，多点依次针刺，适于筋结较浅者，1 天 1 次。

### 3. 燔针劫刺

（1）部位：髋部、腰臀部、大腿等经筋压痛点。

（2）刺法：适于虚寒性患者，髋部、腰臀部、大腿等经筋压痛点毫针刺入后，针柄艾灸，留针约 30 分钟，1 天 1 次；或温针后刺入，留针约 30 分钟；或较粗针具反复提插，不留针，2 天 1 次；或火针烧红后快速刺入，快速拔出，多点依次进行，3 天 1 次。

### 4. 巨刺

（1）部位：对侧肩关节及周围等对应压痛点。

（2）刺法：毫针于对应压痛点刺入，施以提插捻转手法，以增强针感，每次一针，多点分次针刺，针刺期间活动患髋，1天1～2次。

**5. 其他**

可配合经脉、络脉的治疗。

**（五）典型病例**

荆某，男，38岁，2015年2月就诊，患者股骨头坏死病二十余年，拒绝关节置换术，多年来一直保守治疗，半年前来我处诊治，查体见患侧肢体比健侧肢体短2cm，4字征阳性，患肢髋关节活动度差，X光片显示患侧关节间隙消失，股骨头塌陷、变形，关节硬化带形成，髋臼可见硬化骨赘形成，诊断：股骨头坏死（关节融合），治疗：给予圆利针腰、髋关节阳性反应点恢刺治疗，治疗完毕患者疼痛缓解、功能改善，后续分别在患肢筋、经筋挛缩点圆利针松解治疗，配合口服中药。经过四个月的治疗复查X光片，髋关节间隙比治疗前明显变大，坏死囊性变变小关节面圆滑，患者髋关节功能改善良好。

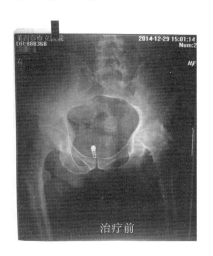
治疗前

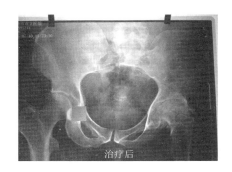
治疗后

# 十九、股外侧皮神经损伤

## （一）概述

股外侧皮神经损伤是股外侧皮神经在走行过程中受到牵连、压迫等损伤而出现大腿前外侧疼痛、麻木的病证，属于伤筋等范畴。

## （二）病因病机

### 一）相关筋、经筋

#### 1. 筋

髂前上棘为筋汇聚处，有肌肉、肌腱、韧带、筋膜等附着处，腰臀部活动量大，易于损伤，筋气易于聚结。

#### 2. 相关经筋循行、病证

《灵枢·经筋第十三》曰："足阳明之筋，起于中三指……其直者，上循伏兔，上结于髀，聚于阴器，上腹而布。"

### 二）病因病机

腹髂因外伤、慢性劳损、受凉等筋损伤，筋气聚结，瘀血阻滞，筋气不通或筋失所养而致大腿前外侧疼痛、麻木。寒主收引、凝滞，腹髂部经筋受凉则拘急、紧张、聚结，表现为足阳明等经筋，可单纯筋、经筋受病引起，也可与经脉、络脉先后、同时致病。

## （三）诊断

（1）**病史**：多无明显损伤史。

（2）**症状**：大腿前外侧麻木、感觉减退，疼痛。

（3）**检查**：髂前上棘内下 2～6cm 处触及条索样硬物，压痛明显，有麻胀感。

## （四）治疗

股外侧皮神经损伤刺筋治疗有较好疗效，以髂前上棘内下筋针刺为主，可配合其他针刺方法。

#### 1. 恢刺

（1）**部位**：髂前上棘内下等筋结压痛点。

（2）**刺法**：髂前上棘内下等筋结压痛点圆利针刺入，施以举之前后的运针手法，也可刺入后活动局部，以增强针感，多点依次针刺，5～7天1次。

#### 2. 关刺

（1）**部位**：髂前上棘内下等筋结压痛点。

（2）**刺法**：髂前上棘内下等筋结压痛点圆利针刺入，筋结压痛点朝不同方向针刺，以增强针感，多点依次针刺，5～7天1次。也可左手固定筋结压痛点，右手毫针持针刺入，于左手下压痛部位施以提插捻转手法，以增强针感，多点依次针刺，1天1次。

#### 3. 燔针劫刺

（1）**部位**：髂前上棘内下、大腿前外侧等筋结压痛点。

（2）**刺法**：适于虚寒性患者，髂前上棘内下、大腿前外侧等经筋压痛点毫针刺入后，针柄艾灸，留针约30分钟，1天1次；或温针后刺入，留针约30分钟；或较粗针具反复提插，不留针，2天1次；或火针烧红后快速刺入，快速拔出，多点依次进行，3天1次。

#### 4. 巨刺

（1）**部位**：对侧喙突下、上肢等对应反应点。

（2）**刺法**：毫针于对应压痛点刺入，施以提插捻转手法，以增强针感，每次一点，留针约30分钟，多点分次进行，针刺期间活动髋，1天1～2次。

#### 5. 其他

可配合经脉、络脉的治疗。

### （五）典型病例

刘某某，男，48岁，2018年6月就诊，患者半年前不明原因出现左侧大腿前外侧麻木、刺痛，在其他医疗机构给予封闭治疗效果不明显，检查见左侧股神经支配区域感觉减退，腹股沟区域有条索压痛，诊断：股外侧皮神经炎，治疗给予左侧腹股沟压痛条索处圆利针恢刺治疗，术毕患者即感到局部麻木刺痛明显缓解，一周后复诊症状基本缓解，巩固治疗一次，半年随访无复发。

## 二十、增生性膝关节炎

### （一）概述

增生性膝关节炎也称膝关节骨质增生症，又叫退行性膝关节炎，是膝关节软骨面的退行性变和继发性的骨质增生而导致膝关节疼痛、活动加重等的慢性膝关节疾病，属于痹证、老寒腿等范畴，为中老年常见病、多发病。

### （二）病因病机

#### 一）相关筋、经筋

#### 1. 筋

膝为筋之府，膝部为筋汇聚处，有肌肉、肌腱、韧带、筋膜等附着处，膝部负重量大，筋气易于聚结。筋结多在髌骨周围，以内侧为主，也可上至腰臀、大腿，下至小腿，筋结点较多。

#### 2. 相关经筋循行、病证

《灵枢·经筋第十三》曰："足太阳之筋，起于足小指，上结于踝，邪上结于膝……其别者，结于踹外，上腘中内廉，与腘中并，上结于臀，上挟脊……其病小指支跟肿痛，腘挛……足少阳之筋……上循胫外廉，结于膝外廉；其支者，别起外辅骨，上走髀，前者结于伏兔之上……其病腘筋急，前引髀，后引尻……足阳明之筋，起于中三指，结于跗上，邪外上加于辅骨，上结于膝外廉，直上结于髀枢，上循胁，属脊；其直者，上循骭，结于膝；其支者，结于外辅骨，合少阳；其直者，上循伏兔，上结于髀……足太阴之筋……其直者，络于膝内辅骨，上循阴股，结于髀……其病……膝内辅骨痛，阴股引髀而痛……足厥阴之筋……上循胫，上结内辅之下，上循阴股。其病足大指支内踝之前痛，内辅痛，阴股痛转筋……足少阴之筋……而上结于内辅之下，并太阴之筋，而上循阴股……其病足下转筋，及所过而结者皆痛及转筋。"

### （二）病因病机病位

膝部负重量大，易劳损，膝部易受凉，慢性劳损、外伤、外邪等使膝部筋损伤，筋气聚结，瘀血阻滞，筋气不通或筋失所养而致膝疼痛、活动加重，行走困难，多以冷痛为主。长期不但膝部筋，而且大腿、小腿甚至腰部、臀部、上背部之筋都要涉及。寒主收引、凝滞，膝部经筋受凉则拘急、紧张、聚结，表现为足三阳、三阴等经筋，早期可单纯筋、经筋受病引起，病变范围逐渐扩大，多与经脉、络脉先后、同时致病，而且涉及骨，引起骨的改变，是筋骨并病，出现膝关节增生、变形，内外翻畸形。也可出现膝部水液代谢异常，水湿聚集于膝，出现积液肿胀。

### （三）诊断

#### 一）西医诊断

增生性膝关节炎为中老年常见病，女性多于男性，肥胖者、重体力劳动者多发。

**1. 膝痛**

膝痛为增生性膝关节炎最常见的就诊症状，疼痛可轻可重，轻者仅有点酸楚不适，也可出现酸痛，重者可因疼痛而影响睡眠，甚至彻夜难眠，可呈酸痛、冷痛、胀痛、刺痛、跳痛等，极少数也可出现热痛，初始活动时疼痛，上下楼加重，下蹲更为明显，疼痛多在阴雨天或受凉时加重，重者可为持续性，疼痛部位多位于髌下、髌骨内侧等。

**2. 压痛**

增生性膝关节炎皆有压痛，甚至没有出现疼痛或疼痛不明显时也可出现压痛，压痛多位于髌骨内下、髌下、髌内，也可位于髌骨外下、髌上、外上等，较重者可位于膝内侧关节间隙、腘窝、大腿、小腿前后侧、内外侧，部分腰臀部，甚至上背部压痛，压痛可以较轻，也可疼痛较重、拒按。髌骨活动时或有摩擦感时压痛较为明显。压痛不明显时可向下、内外推髌骨，在髌骨周缘内侧可有压痛，以下缘为多。

### 3. 肿胀

增生性膝关节炎多没有肿胀，尤其是症状较轻者，或者初期，较重者或者后期由于滑膜炎症增生，产生积液，引起关节肿胀，也可由于髌下脂肪的炎症而出现肿胀。肿胀可出现在局部，如在髌骨内下，也可整个膝关节肿胀，肿胀可以较轻，也可比较明显，甚至按压有波动感。

### 4. 变形

增生性膝关节炎较轻者多没有变形，年老、后期可出现内外翻变形，关节呈"O"型腿、"K"型腿等，以"O"型腿多见。滑囊有炎症，可出现肿胀变形，股四头肌萎缩可出现萎缩变形，膝关节由于屈伸活动受限而出现走路变形或呈跛行。

### 5. 功能障碍

增生性膝关节炎时间较长者可下蹲困难，或不能下蹲，较重者可因疼痛而不敢行走、上下楼，髌骨活动范围变小，膝关节屈伸受限。

### 6. 摩擦感

增生性膝关节炎活动髌骨，可出现髌骨与股骨髁的摩擦感，并发出摩擦音。屈伸膝关节时出现，伸直下肢髌骨在股骨上活动时也可出现。

### 7. 活动弹响

增生性膝关节炎活动可有弹响声，弹响声可出现在早期疼痛不明显者，也可出现在后期疼痛较重者，响声出现在膝关节屈伸活动中。

### 8. 晨僵

晨起后开始活动或久坐起立开始走时膝关节疼痛僵硬，稍活动后好转，增生性膝关节炎晨僵一般不超过半小时。

### 9. 膝部试验

髌骨研磨试验阳性。浮髌试验多阴性，有关节积液者阳性。

### 10. 实验室检查

血、尿常规一般都在正常范围。关节滑液检查可见白细胞增多，偶尔见红细胞，血沉正常，抗"O"及类风湿因子阴性，关节液为非炎性。

**11. 影像检查**

（1）X光片：关节间隙不均匀狭窄，内侧狭窄多较明显，髁间嵴变尖、髌骨后缘和外侧缘增生形成骨刺，上下两极增生较重，关节边缘骨赘逐渐增大，皮质下骨质囊性变，较重者可出现内、外翻畸形等。

（2）MRI检查：膝关节MRI能显示骨性关节炎的关节软骨、半月板、韧带、滑膜、游离体及骨质的改变。

## 二）辨证分经

增生性膝关节炎症状在下肢膝关节及其附近，为足三阳、足三阴的循行范围，根据症状而辨别经络分类可提高治疗效果。《灵枢·卫气》曰："能别阴阳十二经者，知病之所生，候虚实之所在者，能得病之高下。"

（1）**足太阴经病：**最常见且最早出现，膝内侧偏前疼痛、肿胀，压痛明显，疼痛较重者可上下牵扯，影响功能活动，此处多为增生性膝关节炎最初发病部位，也多为发病过程中膝部疼痛最重或较重部位，也是涉及上下范围最长者，膝关节变形也多从此处开始。

（2）**足厥阴经病：**膝内侧疼痛，活动时加重，腹股沟处疼痛，痛重者不敢活动，膝内侧中部压痛，偶尔出现。

（3）**足少阴经病：**膝关节内后侧疼痛、压痛，可有肿胀，活动不利或受限，可牵扯小腿内侧后缘疼痛。

（4）**足阳明经病：**较常见，膝部外侧前缘、髌骨外下缘、外缘、外上缘疼痛、压痛，局部可有肿胀，活动不灵，可上下牵扯。

（5）**足太阳经病：**患膝后侧疼痛，也可向患肢上、下牵扯，甚至腰背部，膝后侧压痛，活动受限或不利，下蹲困难或不能下蹲，严重者不敢活动。

（6）**足少阳经病：**膝部外侧中线疼痛，局部也可有压痛，为足三阳经较少发病者。

临床上，早期可为一经病，中、后期多为一经为主，二经或多经并病，足三阴经发病多于足三阳经，故内侧较外侧多且重，足三阴经病以足太阴经病为多为重，足三阳经病以足阳明经病为多。

## （四）治疗

增生性膝关节炎刺筋早期效果较好，久病患者关节软骨损伤较重、关节变形刺筋可缓解症状，也有一定疗效，要注意整体筋结的选择，多配合其他针刺方法，要坚持膝部的功能锻炼。

### 1. 恢刺

（1）部位：膝部、腰臀部、大腿、小腿、背部等筋结压痛点。

（2）刺法：膝部、腰臀部、大腿、小腿、上背部等筋结压痛点圆利针刺入，施以举之前后的运针手法，以增强针感，多点依次针刺，5～7天1次。

### 2. 关刺

（1）部位：膝部、腰臀部、大腿、小腿、上背部等经筋压痛点，筋结多在膝关节周围，以膝内下最多，也可上在前侧、外侧，下至小腿。

（2）刺法：膝部、腰臀部、大腿、小腿、上背部等筋结压痛点圆利针刺入，筋结压痛点朝不同方向针刺，以增强针感，膝内下最多，多针刺至骨，多点依次针刺，5～7天1次。也可左手固定筋结压痛点，右手毫针持针刺入，于左手下压痛部位施以提插捻转手法，以增强针感，多点依次针刺，适于筋结较浅者，1天1次。

### 3. 燔针劫刺

（1）部位：膝部、腰臀部、大腿、小腿、上背部等筋结压痛点。

（2）刺法：增生性膝关节炎多冷痛，适于燔针劫刺，仰卧位、俯卧位分刺针刺，膝部、腰臀部、大腿、小腿、上背部等经筋压痛点毫针刺入后，针柄艾灸，留针约30分钟，1天1次；或温针后刺入，留针约30分钟；或较粗针具反复提插，不留针，2天1次；或火针烧红后快速刺入，快速拔出，多点依次进行，3天1次。

**4. 巨刺**

（1）部位：对侧、同侧肘部、对侧膝部等对应反应点，多位手足太阴、阳明经。

（2）刺法：毫针于对应压痛点刺入，施以提插捻转手法，以增强针感，每次一针，多点分次针刺，针刺期间活动患膝，多出现即时疗效，1天1～2次。

**5. 其他**

可配合经脉、络脉的治疗。

**（五）典型病例**

田某某，男，53岁，2014年6月就诊，双膝痛两年，加重一个月。患者为体育教师，年轻时有膝部外伤史，两年前无明显原因出现双膝关节疼痛，活动加重，给予小针刀治疗后症状缓解，近一个月来双膝又痛，以右膝为重，现双膝疼痛，走路、活动加重，不敢上下楼，下蹲困难，查右膝肿胀，浮髌试验阳性，右髌周缘压痛，以内侧、内下为重，左髌内下压痛，X线片示双膝骨质增生，右膝间隙变窄、内侧较明显，诊断：增生性膝关节炎（双），右膝滑囊炎，治疗：圆利针大腿足阳明经筋阳性反应点恢刺，一次治疗即可下蹲，症状明显减轻，配合四妙散加味，每天1剂，第二次腰部督脉和足太阳经筋阳性反应点圆利针恢刺，然后间隔一天选臀部、下肢足少阳经筋阳性点圆利针恢刺，前后治疗4次，患者疼痛、肿胀消失，功能恢复正常，一年随访无复发。

## 二十一、慢性膝关节滑囊炎

**（一）概述**

慢性膝关节滑囊炎是指膝关节附近的滑囊发生了炎症，急性期过后变成慢性，膝关节长期疼痛、肿胀，时轻时重，缠绵难愈，反复发作的病证。属于痹证范畴。

## （二）病因病机

### 一）相关筋、经筋

#### 1. 筋

膝部为筋汇聚处，有肌肉、肌腱、韧带、筋膜等附着处，膝部滑囊较多、较大，膝部负重量大，筋气易于聚结。筋结多在髌骨周围，以内侧为主，也可上至腰臀、大腿，下至小腿，筋结点较多。

#### 2. 相关经筋循行、病证

《灵枢·经筋第十三》曰："足太阳之筋，起于足小指，上结于踝，邪上结于膝……其别者，结于踹外，上腘中内廉，与腘中并，上结于臀，上挟脊……其病小指支跟肿痛，腘挛……足少阳之筋……上循胫外廉，结于膝外廉；其支者，别起外辅骨，上走髀，前者结于伏兔之上……其病腘筋急，前引髀，后引尻……足阳明之筋，起于中三指，结于跗上，邪外上加于辅骨，上结于膝外廉，直上结于髀枢，上循胁，属脊；其直者，上循骭，结于膝；其支者，结于外辅骨，合少阳；其直者，上循伏兔，上结于髀……足太阴之筋……其直者，络于膝内辅骨，上循阴股，结于髀……其病……膝内辅骨痛，阴股引髀而痛……足厥阴之筋……上循胫，上结内辅之下，上循阴股。其病足大指支内踝之前痛，内辅痛，阴股痛转筋……足少阴之筋……而上结于内辅之下，并太阴之筋，而上循阴股……其病足下转筋，及所过而结者皆痛及转筋。"

### 二）病因病机病位

膝部负重量大，易劳损，也易受凉，慢性劳损、外伤、外邪等使膝部筋、滑囊损伤，筋气聚结，瘀血阻滞，水湿停聚，聚集膝部，膝部筋气不通或筋失所养而致膝疼痛、肿胀、活动加重，行走困难。寒主收引、凝滞，湿性重浊、黏滞，故冷痛缠绵难愈。膝部经筋受凉则拘急、紧张、聚结，表现为足三阳、三阴等筋经筋，早期可单纯筋、经筋受病引起，病变范围逐渐扩大，多与经脉、络脉先后、同时致病，日久及骨，多与增生性膝关节炎并存。

## （三）诊断

（1）**病史**：多有损伤史。

（2）**症状**：膝关节肿胀、疼痛、发软、活动受限，肿胀持续不退，反复发作，不敢下蹲，活动增多加重，休息后减轻，久病者，可扪到膝关节囊肥厚感。

（3）**体征**：膝部压痛，有波动感。浮髌试验多阳性。

（4）**检查**：血液检查：无异常。①核磁共振（MRI）：观察滑囊等软组织的病变。②超声：使用声波构建体内组织的图像，观察受累滑囊的肿胀。

## （四）治疗

慢性膝关节滑囊炎易反复发作、缠绵难愈，刺筋疗法可缓解症状，远期也有一定的疗效，多与其他刺法配合，要坚持较长治疗和功能锻炼。

**1. 恢刺**

（1）**部位**：膝部、腰臀部、大腿等筋结压痛点，久病患者加小腿、上背部筋结压痛点。

（2）**刺法**：膝部、腰臀部、大腿等筋结压痛点圆利针刺入，施以举之前后的运针手法，以增强针感，注意要刺破关节囊下壁，使积液向下流出，给湿邪以外出通道，流入膝下组织间吸收，多点依次针刺，5～7天1次。

**2. 关刺**

（1）**部位**：膝部、腰臀部、大腿、上背部等经筋压痛点，筋结多在膝关节周围，以膝内下最多，也可上至前侧、外侧，下至小腿。

（2）**刺法**：膝部、腰臀部、大腿、上背部等筋结压痛点圆利针刺入，筋结压痛点提插、捻转，膝内下最多，久病患者可针刺至骨，多点依次针刺，肿胀久病刺激要轻；也可圆利针向下疏通滑囊下壁，使滑囊液外派，5～7天1次。也可左手固定筋结压痛点，右手毫针持针刺入，于左手下压痛部位施以提插捻转手法，以增强针感，多点依次针刺，适于筋结较浅者，

1 天 1 次。

### 3. 燔针劫刺

（1）**部位**：膝部、腰臀部、大腿、上背部等经筋压痛点。

（2）**刺法**：膝部、腰臀部、大腿、上背部等经筋压痛点毫针刺入后，针柄艾灸，留针约 30 分钟，1 天 1 次；或温针后刺入，留针约 30 分钟；或较粗针具反复提插，不留针，2 天 1 次；或火针烧红后快速刺入，快速拔出，多点依次进行，3 天 1 次。局部湿热者禁用。

### 4. 微铍针切刺

（1）**部位**：滑囊下壁。

（2）**刺法**：微铍针滑囊下壁切开通透，使积液外排，5 ～ 7 天 1 次，可加压包扎，卧床休息。

### 5. 巨刺

（1）**部位**：对侧、同侧肘部、对侧膝部等对应压痛点。

（2）**刺法**：毫针于对应压痛点刺入，施以提插捻转手法，以增强针感，每次一针，多点分次针刺，针刺期间活动患膝，可以产生即刻疗效，1 天 1 ～ 2 次。

### 6. 其他

可配合经脉、络脉的治疗。

### （五）典型病例

时某某，男，59 岁，2019 年 8 月就诊，右膝肿痛半年，加重一周。患者年轻时有膝部扭伤史，两个月前右侧膝关节再次扭伤出现膝关节肿痛，活动受限，在其他医疗机构给予小针刀治疗后症状缓解，近一周右膝关节疼痛肿胀加重，下蹲困难，查右膝肿胀，浮髌试验阳性，右髌周缘压痛，X 线片示双膝骨质增生，右膝关节内侧间隙变窄，诊断：增生性膝关节炎，右膝滑囊炎，治疗：圆利针大腿足阳明经筋阳性反应点恢刺，一次治疗即可下蹲，症状明显减轻，配合四妙散加味，每天 1 剂，第二次治疗腰部督脉和足太阳经筋阳性反应点圆利针恢刺，然后间隔一天选下肢足太阴经筋阳性反应点圆利针恢刺，前后治疗 6 次，患者疼痛、肿胀消失，功能恢复正常，一年随访无复发。

## 二十二、膝关节内侧副韧带损伤

### （一）概述

膝关节内侧副韧带损伤是指由于膝关节受外力引起膝内侧副韧带急慢性损伤，以膝关节内侧疼痛、活动加重为主要特征的病证，属于伤筋范畴。

### （二）病因病机

#### 一）相关筋、经筋

##### 1. 筋

膝部为筋汇聚处，内侧有韧带、筋膜等附着处，膝部负重量大，损伤筋气易于聚结，筋结多在膝内侧。

##### 2. 相关经筋循行、病证

《灵枢·经筋第十三》曰："足太阴之筋……其直者，络于膝内辅骨，上循阴股，结于髀……其病……膝内辅骨痛，阴股引髀而痛……足厥阴之筋……上循胫，上结内辅之下，上循阴股。其病足大指支内踝之前痛，内辅痛，阴股痛转筋。"

#### 二）病因病机病位

膝部负重量大，如外翻位外伤，则内侧副韧带受伤，长期不良姿势，也易致内侧副韧带受伤劳损，慢性劳损、外伤、外邪等使膝部筋损伤，筋气聚结于膝内侧，瘀血阻滞，膝部筋气不通或筋失所养而致膝内侧疼痛、活动加重。寒主收引、凝滞，膝部经筋受凉则拘急、紧张、聚结，表现为足太阴、厥阴等经筋，多为单纯筋、经筋受病引起，也可与经脉、络脉先后、同时致病。

### （三）诊断

（1）**病史**：多有劳损、外伤史。

（2）**症状**：膝内侧疼痛，活动加重，急性损伤肿胀、有时有瘀斑，膝关节不能完全伸直。

（3）**体征**：膝内侧损伤处压痛明显。侧压试验阳性：膝关节伸直，检查者一手握住伤肢踝部，另一手掌的大鱼际顶住膝外侧，外展小腿，引起疼痛。

### （四）治疗

刺筋适于治疗膝关节内侧副韧带慢性损伤，急性损伤或较重者可配合经脉、络脉等治疗。

**1. 恢刺**

（1）**部位**：膝关节内侧等筋结压痛点。

（2）**刺法**：膝关节内侧等筋结压痛点圆利针刺入，施以举之前后的运针手法，将外侧副韧带与骨面剥离，5～7天1次。

**2. 关刺**

（1）**部位**：膝关节内侧等经筋压痛点。

（2）**刺法**：膝关节内侧等筋结压痛点圆利针刺入，筋结压痛点提插、捻转，不要强刺激，5～7天1次。也可左手固定筋结压痛点，右手毫针持针刺入，于左手下压痛部位施以提插捻转手法，以增强针感，1天1次。

**3. 燔针劫刺**

（1）**部位**：膝关节内侧等筋结压痛点。

（2）**刺法**：适于虚寒性患者，膝关节内侧等筋结压痛点毫针刺入后，针柄艾灸，1天1次；或温针后刺入，留针约30分钟；或较粗针具反复提插，不留针，2天1次；或火针烧红后快速刺入，快速拔出，多点依次进行，3天1次。

**4. 巨刺**

（1）**部位**：对侧、同侧肘内侧部、对侧膝部内侧等对应压痛点，多位手、足厥阴经。

（2）**刺法**：毫针于对应压痛点刺入，施以提插捻转手法，以增强针感，每次一针，针刺期间活动患膝，可以产生即刻疗效，1天1～2次。

**5. 其他**

可配合经脉、络脉的治疗。

# 二十三、膝关节外侧副韧带损伤

## （一）概述

膝关节外侧副韧带损伤是指由于膝关节受外力引起外侧副韧带急慢性损伤，以膝关节外侧疼痛、活动加重为主要特征的病证。属于伤筋范畴。

## （二）病因病机

### 一）相关筋、经筋

#### 1. 筋

膝部为筋汇聚处，有韧带、筋膜等附着处，膝部负重量大，损伤筋气易于聚结。膝关节外侧副韧带损伤筋结多在膝外侧。

#### 2. 相关经筋循行、病证

《灵枢·经筋第十三》曰："足少阳之筋，起于小指次指，上结外踝，上循胫外廉，结于膝外廉；其支者，别起外辅骨，上走髀……其病小指次指支转筋，引膝外转筋，膝不可屈伸。"

### 二）病因病机病位

膝部负重量大，如内翻位外伤，则外侧副韧带受伤，长期不良姿势，也易致外侧副韧带受伤劳损、慢性劳损、外伤、外邪等使膝部筋损伤，筋气聚结于膝外侧，瘀血阻滞，膝部筋气不通或筋失所养而致膝外侧疼痛、活动加重。寒主收引、凝滞，膝部经筋受凉则拘急、紧张、聚结，表现为足少阳等筋、经筋，多为单纯筋、经筋受病引起，也可与经脉、络脉先后、同时致病。

### （三）诊断

（1）**病史**：多有劳损、外伤史。

（2）**症状**：膝外侧疼痛，活动加重，急性损伤肿胀、有时有瘀斑，膝关节活动受限。

（3）**体征**：膝外侧损伤处压痛明显。侧压试验阳性：膝关节伸直，检查者一手握住伤肢踝部，另一手掌的大鱼际顶住膝部内侧，内收小腿，引起疼痛。

### （四）治疗

刺筋治疗膝关节外侧副韧带慢性损伤效果较好，急性损伤或较重者可配合经脉、络脉等治疗。

**1. 恢刺**

（1）**部位**：膝关节外侧等筋结压痛点。

（2）**刺法**：膝关节外侧等筋结压痛点圆利针刺入，施以举之前后的运针手法，将外侧副韧带与骨面剥离，5～7天1次。

**2. 关刺**

（1）**部位**：膝关节外侧及上下等筋结压痛点。

（2）**刺法**：膝关节外侧及上下等筋结压痛点圆利针刺入，筋结压痛点朝不同方向针刺，以增强针感，5～7天1次。也可左手固定筋结压痛点，右手毫针持针刺入，于左手下压痛部位施以提插捻转手法，以增强针感，1天1次。

**3. 燔针劫刺**

（1）**部位**：膝关节外侧及上下等经筋压痛点。

（2）**刺法**：适于虚寒性患者，膝关节外侧及上下等经筋压痛点毫针刺入后，针柄艾灸，留针约 30 分钟，1 天 1 次；或温针后刺入，留针约 30 分钟；或较粗针具反复提插，不留针，2 天 1 次；或火针烧红后快速刺入，快速拔出，多点依次进行，3 天 1 次。

**4. 巨刺**

（1）**部位**：对侧、同侧肘后外侧部、对侧膝部外侧等对应压痛点，多位手、足少阳经。

（2）**刺法**：毫针于对应压痛点刺入，施以提插捻转手法，以增强针感，每次一针，多点分次针刺，针刺期间活动患膝，可以产生即刻疗效，1 天 1～2 次。

**5. 其他**

可配合经脉、络脉的治疗。

## 二十四、不安腿综合征

**（一）概念**

不安腿综合征是指小腿深部于休息时出现难以忍受的不适，运动、按摩可暂时缓解的一种综合征，属于痹证、伤筋范畴。

**（二）病因病机**

**一）相关筋、经筋**

**1. 筋**

小腿部为筋汇聚处，有肌肉、肌腱、韧带、筋膜等走行、附着，活动过量，易于损伤，筋气易于聚结。

**2. 相关经筋循行、病证**

《灵枢·经筋第十三》曰："足太阳之筋，起于足小指，上结于踝，邪上结于膝，其下循足外踝，结于踵，上循跟，结于腘；其别者，结于腨外，上腘中内廉，与腘中并，上结于臀……其病小指支跟肿痛，腘挛……足少阳之筋，起于小指次指，上结外踝，上循胫外廉，结于膝外廉；其支者，别起外辅骨，上走髀……其病小指次指支转筋，引膝外转筋，膝不可屈伸，腘筋急，前引髀，后引尻……足少阴之筋，起于小指之下，并足太阴之筋，邪走内踝之下，结于踵，与太阳之筋合，而上结于内辅之下，并太阴之筋……其病足下转筋，及所过而结者皆痛及转筋。"

### 二）病因病机病位

小腿活动过量，易于损伤。外伤、慢性劳损、外邪等使小腿筋损伤，筋气聚结，瘀血阻滞，筋气不通或筋失所养而致腿肚不舒，活动可血运得复，故活动缓解。表现为足太阳、少阳、少阴等筋、经筋，可单纯筋、经筋受病引起，也可与经脉、络脉等先后、同时致病。

### （三）诊断

（1）**症状**：下肢出现自发的、难以忍受的深部酸楚不适，可有撕裂感、蠕动感、刺痛、烧灼感、疼痛或者瘙痒感的异常感觉，以腓肠肌最常见，大腿或上肢偶尔也可以出现，通常为对称性。休息时出现症状，活动可以部分或者完全缓解，多伴有睡眠障碍。

（2）**体征**：小腿按压酸痛、舒适。

### （四）治疗

不安腿综合征刺筋疗法效果较好，较快缓解症状，但要坚持针刺治疗，也可配合其他针刺方法。

**1. 恢刺**

（1）**部位**：小腿后侧、部分大腿后侧等筋结压痛点。

（2）**刺法**：小腿后侧、部分大腿后侧等筋结压痛点圆利针刺入，施以举之前后的运针手法，以加强刺激，5～7天1次。

**2. 关刺**

（1）**部位**：小腿后侧、部分大腿后侧等筋结压痛点。

（2）**刺法**：小腿后侧、部分大腿后侧等筋结压痛点圆利针刺入，筋结压痛点朝不同方向针刺，以增强针感，5～7天1次，注意不要刺肉。

### 3. 燔针劫刺

（1）**部位**：小腿后侧、部分大腿后侧等经筋压痛点。

（2）**刺法**：适于虚寒性患者，小腿后侧、部分大腿后侧等经筋压痛点毫针刺入后，针柄艾灸，留针约30分钟，1天1次；或温针后刺入，留针约30分钟；或较粗针具反复提插，不留针，2天1次；或火针烧红后快速刺入，快速拔出，多点依次进行，3天1次。

### 4. 巨刺

（1）**部位**：对侧、同侧前臂外侧等对应压痛点。

（2）**刺法**：毫针于对应压痛点刺入，施以提插捻转手法，以增强针感，每次一针，多点分次针刺，针刺期间活动下肢，1天1～2次。

### 5. 其他

可配合经脉、络脉的治疗。

### （五）典型病例

刘某某，女，65岁，2016年5月就诊，患者双侧下肢酸楚不适两年，加重半年，经多家医疗机构住院治疗，给予镇静、神经营养药物及针灸治疗效果不明显，最近患者病情加重，夜不能寐，要不断走动才可稍有减轻，诊断为不安腿综合征，治疗给予圆利针腰部督脉、足太阳经筋、臀部足少阳经筋恢刺针法，术毕患者症状消失，配合芍药甘草汤口服，1天1剂，又巩固治疗3次临床治愈，一年随访无复发。

## 二十五、腓总神经损伤

### （一）概念

腓总神经损伤是外伤、劳损等所致的腓总神经损伤，表现为足下垂，走路呈跨越步态，踝关节不能背伸及外翻，足趾不能背伸，小腿外侧及足背皮肤感觉减退或缺失，胫前及小腿外侧肌肉萎缩等的病证。属于痿证范畴。

## （二）病因病机

### 一）相关筋、经筋

#### 1. 筋

膝部为筋汇聚处，有肌肉、肌腱、韧带、筋膜等附着处，膝部屈曲不当、外伤腓骨小头筋气易于损伤聚结。

#### 2. 相关经筋循行、病证

《灵枢·经筋第十三》曰："足少阳之筋，起于小指次指，上结外踝，上循胫外廉，结于膝外廉；其支者，别起外辅骨，上走髀……其病小指次指支转筋，引膝外转筋，膝不可屈伸……足阳明之筋，起于中三指，结于跗上，邪外上加于辅骨，上结于膝外廉，直上结于髀枢，上循胁，属脊；其直者，上循骭，结于膝；其支者，结于外辅骨，合少阳……其病足中指支胫转筋，脚跳坚，伏兔转筋。"

### 二）病因病机病位

膝长期屈曲位，或膝外侧损伤使膝部筋损伤，筋气聚结，瘀血阻滞，膝部筋气不通或筋失所养影响神经功能而致小腿前外侧无力、麻木，既有筋气聚结，又有经筋松弛，主要表现为足少阳、阳明等经筋的松弛无力，可为单纯筋、经筋受病引起，也可与经脉、络脉先后、同时致病。

## （三）诊断

（1）**病史**：多有外伤、劳损史。

（2）**症状**：足下垂，走路呈跨越步态；小腿外侧及足背麻木、无力。

（3）**体征**：小腿外侧及足背感觉减退，踝关节不能背伸及外翻，足趾不能背伸，胫前及小腿外侧肌肉萎缩。

（4）**检查**：肌电图及神经传导速度有异常，电生理检查患侧腓总神经传导速度减慢，波幅下降，F 波或 H 反射潜伏期延长；SEP 潜伏期延长波幅下降，波间期延长；腓总神经支配肌肉的肌电图检查多为失神经电位，而健侧正常。

## （四）治疗

刺筋治疗腓总神经损伤适于中后期，多作为辅助疗法配合经脉、络脉等治疗，要坚持治疗，加强功能锻炼。

### 1. 恢刺

（1）部位：小腿、足外侧等筋结压痛点。

（2）刺法：小腿、足外侧等筋结压痛点圆利针刺入，施以举之前后的运针手法，手法要轻，5～7天1次。

### 2. 关刺

（1）部位：小腿、足外侧等筋结压痛点。

（2）刺法：等筋结压痛点圆利针刺入，筋结压痛点提插、捻转，手法要轻，5～7天1次。

### 3. 燔针劫刺

（1）部位：小腿、足外侧等筋结点，反应点可为筋气聚结，也可为松弛空虚。

（2）刺法：小腿、足外侧等筋结点毫针刺入后，针柄艾灸，1天1次；或温针后刺入，留针约30分钟；或较粗针具反复提插，不留针，2天1次；或火针烧红后快速刺入，快速拔出，多点依次进行，3天1次。

### 4. 巨刺

（1）部位：对侧、同侧前臂外侧部、对侧小腿、足外侧等对应反应点，以肱骨外上髁部为主。

（2）刺法：毫针于对应压痛点刺入，施以提插捻转手法，以增强针感，每次一针，多点分次针刺，针刺期间活动下肢，可以产生即刻疗效，1天1～2次。

### 5. 其他

可配合经脉、络脉的治疗。

## 二十六、踝关节扭伤

### （一）概述

踝关节扭伤是踝关节超过正常活动度引起关节周围软组织如关节囊、韧带、肌腱等发生撕裂伤而出现的疼痛、肿胀、皮肤瘀斑的病证，属于伤筋范畴。

### （二）病因病机

#### 一）相关筋、经筋

#### 1. 筋

踝部为筋汇聚处，有肌肉、肌腱、韧带、筋膜等附着处，踝部负重量大、活动多，筋气易于聚结，筋结多在踝前外侧为主。

#### 2. 相关经筋循行、病证

《灵枢·经筋第十三》曰："足太阳之筋，起于足小指，上结于踝，邪上结于膝……其病小指支跟肿痛……足少阳之筋，起于小指次指，上结外踝，上循胫外廉……其病小指次指支转筋……足阳明之筋，起于中三指，结于跗上……其病足中指支胫转筋，脚跳坚……足太阴之筋，足太阴之筋，起于大指之端内侧，上结于内踝……其病足大指支内踝痛……足厥阴之筋，足厥阴之筋，起于大指之上，上结于内踝之前……其病足大指支内踝之前痛……足少阴之筋，起于小指之下，并足太阴之筋，邪走内踝之下，结于踵……其病足下转筋，及所过而结者皆痛及转筋。"

#### 二）病因病机病位

踝部负重量大、活动多，易外伤，长期不良习惯，易慢性劳损，外伤、外邪等使踝部筋损伤，筋气聚结，瘀血阻滞，筋气不通或筋失所养而致踝疼痛、活动加重，行走困难，表现为足三阳、三阴等筋、经筋、踝部肌肉、韧带较多、较小，筋结点也较多，以外踝前下为主，早期可单纯筋、经筋受病引起，也可与经脉、络脉、骨先后、同时致病。

**（三）诊断**

（1）**病史：** 急性或慢性踝关节扭伤史，初次扭伤或反复扭伤，外踝多见。

（2）**症状：** 局部疼痛，尤以内、外翻活动及行走时疼痛明显，踝关节被动内、外翻并跖屈时，局部疼痛剧烈。局部多不肿胀，或轻度肿胀。急性轻者可见局部肿胀，重者则整个踝关节均肿胀，皮下瘀血明显，尤其是在伤后 2～3 天，皮下瘀血青紫更为明显，主要表现为跛行，走路时患足不敢用力着地，踝关节活动受限。

（3）**体征：** 外踝前下方、下方、踝前方、内踝下等压痛。

（4）**影像学检查：** X 片踝关节正位、侧位排除踝关节骨折。

MRI 确定韧带损伤的情况、关节囊及关节软骨损伤的情况。

**（四）治疗**

刺筋恢刺、关刺治疗踝关节慢性扭伤效果较好，远期也有较好疗效，急性损伤巨刺可有较好疗效，也可配合经脉、络脉等治疗。

**1. 恢刺**

（1）**部位：** 踝关节外内侧、前侧等筋结压痛点。

（2）**刺法：** 踝关节外内侧、前侧等筋结压痛点小号圆利针刺入，施以举之前后的运针手法，手法要轻，5～7 天 1 次。

**2. 关刺**

（1）**部位：** 踝关节外内侧、前侧等筋结压痛点。

（2）**刺法：** 踝关节外内侧、前侧等筋结压痛点小号圆利针刺入，筋结压痛点提插、捻转，踝扭伤点较多，久病患者可针刺至骨，多点依次针刺，5～7 天 1 次。

3. 燔针劫刺

（1）**部位**：小腿、足外侧等经筋压痛点。

（2）**刺法**：适于虚寒性患者，踝关节外内侧、前侧等经筋压痛点毫针刺入后，针柄艾灸，留针约 30 分钟，1 天 1 次；或温针后刺入，留针约 30 分钟；或较粗针具反复提插，不留针，2 天 1 次；或火针烧红后快速刺入，快速拔出，多点依次进行，3 天 1 次。

4. 巨刺

（1）**部位**：对侧、同侧腕部、对侧踝等对应压痛点，急慢性扭伤皆可。

（2）**刺法**：毫针于对应压痛点刺入，施以提插捻转手法，以增强针感，每次一针，多点分次针刺，针刺期间活动患踝关节，可以产生即刻疗效，1 天 1 ～ 2 次。

5. 其他

可配合经脉、络脉的治疗。

# 二十七、跟痛症

## （一）概述

跟痛症是多种慢性疾患所致的足跟跖面疼痛，步行或站立时疼痛加重的病证。常见于中老年人，特别是 45~60 岁发病最多，属于伤筋范畴。

## （二）病因病机

### 一）相关筋、筋经

1. **筋**

跟部为筋汇聚处，有肌肉、肌腱、韧带、筋膜等附着处，跟部负重量大，筋气易于聚结，筋结多在跟底前下部。

2. **相关经筋循行、病证**

《灵枢·经筋第十三》曰："足太阳之筋，起于足小指，上结于踝……其病小指支跟肿痛……足少阴之筋，起于小指之下，并足太阴之筋，邪走内踝之下，结于踵……其病足下转筋，及所过而结者皆痛及转筋。"

### 二）病因病机病位

踝部负重量大，长期行走过度，易慢性劳损，使跟底部筋损伤，筋气聚结，瘀血阻滞，筋气不通或筋失所养而致跟底疼痛、开始行走疼痛加重，表现为足太阳、少阴等筋、经筋，早期可单纯筋、经筋受病，也可与经脉、骨先后、同时致病。

### （三）诊断

（1）**症状**：足跟跖面疼痛，步行或站立时疼痛加重，疼痛轻者走路或久站后疼痛，重者足跟肿胀不能站立或行走，疼痛甚至涉及小腿后侧。

（2）**体征**：足跟压痛，手指触压疼痛剧烈，可有肿胀，小腿后侧可有压痛。

（3）**辅助检查**：X光侧位片跟骨增生，或正常。

### （四）治疗

刺筋疗法治疗跟痛症有一定疗效，多配合经脉、刺骨等其他疗法。

**1. 恢刺**

（1）**部位**：跟下、前下、小腿后侧等筋结压痛点。

（2）**刺法**：跟下、前下、小腿后侧等筋结压痛点圆利针刺入，施以举之前后的运针手法，加强刺激，以增强针感，多点依次针刺，5～7天1次。

**2. 关刺**

（1）**部位**：跟下、前下、小腿后侧等，有时大腿后侧、骶部、上颈部等可有筋结压痛点。

（2）**刺法**：跟下、前下、小腿后侧等筋结压痛点圆利针刺入，圆利针刺入，筋结压痛点朝不同方向针刺，以增强针感，多点依次针刺，5～7天1次。

**3. 燔针劫刺**

（1）**部位**：小腿后侧等经筋压痛点。

（2）刺法：适于虚寒性患者，小腿后侧等经筋压痛点毫针刺入后，针柄艾灸，留针约30分钟，1天1次；或温针后刺入，留针约30分钟；或较粗针具反复提插，不留针，2天1次；或火针烧红后快速刺入，快速拔出，多点依次进行，3天1次。

### 4. 巨刺

（1）部位：对侧、同侧腕内侧、对侧踝等对应压痛点。

（2）刺法：毫针于对应压痛点刺入，施以提插捻转手法，以增强针感，针刺期间活动足跟，可以产生即刻疗效，1天1～2次。

### 5. 其他

可配合经脉、络脉的治疗。

## 二十八、跟腱炎

### （一）概念

跟腱炎是指跟腱急慢性劳损后形成的跟腱附着处肿痛的无菌性炎症，属于伤筋的范畴。

### （二）病因病机

#### 一）相关筋、经筋

##### 1. 筋

跟后部为筋汇聚处，有小腿三头肌腱、筋膜等附着处，跟部负重量大，筋气易于聚结，筋结多在跟腱附着处。

##### 2. 相关经筋循行、病证

《灵枢·经筋第十三》曰："足太阳之筋，起于足小指，上结于踝……其病小指支跟肿痛……足少阴之筋，起于小指之下，并足太阴之筋，邪走内踝之下，结于踵……其病足下转筋，及所过而结者皆痛及转筋。"

## （二）病因病机病位

跟腱应力大，长期行走过度，易慢性劳损，使跟部筋损伤，筋气聚结、瘀血阻滞，筋气不通或筋失所养而致跟后疼痛、肿胀，表现为足太阳、少阴等筋、经筋，早期可单纯筋、经筋受病引起，也可与经脉、骨先后、同时致病。

## （三）诊断

（1）**病史**：走路过多等损伤史。

（2）**症状**：足跟部上方、内侧肿胀、疼痛、酸痛、僵硬，活动后加剧，重者涉及小腿后侧。

（3）**体征**：局部肿大、压痛，可出现结节。

## （四）治疗

刺筋疗法治疗跟腱炎有一定疗效，多配合经脉、刺骨等其他疗法，对病程较长、反复肿痛、肿大，组织形成瘢痕较大者，局部不要针刺，以免跟腱断裂。

**1. 恢刺**

（1）**部位**：跟腱附着处、小腿等筋结压痛点。

（2）**刺法**：小腿等筋结压痛点圆利针刺入，施以举之前后的运针手法，加强刺激，以增强针感，跟腱附着处小号圆利针针刺，刺激要轻，5～7天1次。

**2. 关刺**

（1）**部位**：跟腱附着处、小腿等筋结压痛点。

（2）**刺法**：跟腱附着处、小腿等筋结压痛点圆利针刺入，圆利针刺入，筋结压痛点朝不同方向针刺，以增强针感，5～7天1次。

**3. 燔针劫刺**

（1）**部位**：跟腱附着处、小腿等经筋压痛点。

（2）**刺法**：适于虚寒性患者，跟腱附着处、小腿等经筋压痛点毫针刺入后，针柄艾灸，留针约30分钟，1天1次；或温针后刺入，留针约30分钟；或较粗针具反复提插，不留针，2 天 1 次；或火针烧红后快速刺入，快速拔出，多点依次进行，3 天 1 次。

**4. 巨刺**

（1）**部位**：对侧、同侧腕部等对应压痛点。

（2）**刺法**：毫针于对应压痛点刺入，施以提插捻转手法，以增强针感，每次一针，多点分次针刺，针刺期间活动患侧跟部，可以产生即刻疗效，1 天 1～2 次。

**4. 其他**

可配合经脉、络脉的治疗。

# 二十九、跖痛症

## （一）概念

跖痛症是指跖骨头部疼痛的病证，多见二、三、四跖骨头，属于伤筋的范畴。

## （二）病因病机

### 一）相关筋、筋经

**1. 筋**

跖骨头为筋汇聚处，有趾长屈肌、趾短屈肌腱、筋膜等附着处，跖骨头行走应力大，筋气易于聚结，筋结多在跖趾关节部处。

**2. 相关经筋循行、病证**

跖骨底、跖趾关节部少部分有足少阴经筋循行，《灵枢·经筋第十三》曰："足少阴之筋，起于小指之下，并足太阴之筋……其病足下转筋，及所过而结者皆痛及转筋。"

### 二）病因病机病位

长期行走过度，易慢性劳损，使跖骨头、跖趾关节处筋损伤，筋气聚结，瘀血阻滞，筋气不通或筋失所养而致跖骨头疼痛，早期可单纯筋、经筋受病引起，也可与经脉、骨先后、同时致病。

### （三）诊断

（1）**病史**：行走过多等损伤史。

（2）**症状**：跖骨头疼痛，可延及趾尖，严重者可上及小腿，行走、劳累后加剧。

（3）**体征**：跖骨头压痛，多见二、三、四跖骨头。

### （四）治疗

刺筋疗法治疗跖痛症有一定疗效，多配合经脉等其他疗法。

**1. 恢刺**

（1）**部位**：跖骨头处、小腿等筋结压痛点。

（2）**刺法**：跖骨头处、小腿等筋结压痛点圆利针刺入，施以举之前后的运针手法，加强刺激，以增强针感，跖骨头处小号圆利针针刺，刺激要轻，5～7天1次。

**2. 关刺**

（1）**部位**：跖骨头处、小腿等筋结压痛点。

（2）**刺法**：跖骨头处、小腿等筋结压痛点圆利针刺入，圆利针刺入，筋结压痛点朝不同方向针刺，以增强针感，5～7天1次。

**3. 燔针劫刺**

（1）**部位**：跖骨头处、小腿等经筋压痛点。

（2）**刺法**：适于虚寒性患者，跖骨头处、小腿等经筋压痛点毫针刺入后，针柄艾灸，留针约30分钟，1天1次；或温针后刺入，留针约30分钟；或较粗针具反复提插，不留针，2天1次；或火针烧红后快速刺入，快速拔出，多点依次进行，3天1次。

**4. 巨刺**

（1）**部位**：对侧、同侧对应掌指关节处压痛点。

（2）刺法：毫针于对应掌指关节压痛点刺入，施以提插捻转手法，以增强针感，每次一针，多点分次针刺，针刺期间活动患侧跟部，可以产生即刻疗效，1天1～2次。

# 第二节　内科症证

## 一、头痛

### （一）概述

头痛又称头风，是指持续性的头部闷痛、压迫感、沉重感、紧箍感的统称，多为两颞侧、后枕部，少部分头顶部或全头部。督脉、手足三阳经、足厥阴肝经循行于头，头痛与其相关，故头有"诸阳之会""清阳之府"之说，头痛为临床常见病、多发病，头痛病因繁多，如神经痛、颅内感染、颅内占位病变、脑血管疾病、颅外头面部疾病以及全身疾病急性感染、中毒等均可导致头痛，刺筋治疗的是头颈筋、经筋所致头痛。

### （二）病因病机

#### 一）相关筋、经筋

#### 1. 筋

头后下、侧下为肌肉、肌腱、韧带、筋膜等附着处，也是筋汇聚处，头其他部位肌肉较多、较小，筋也较多，这些与头痛关系密切。

#### 2. 相关经筋循行、病证

《灵枢·经筋第十三》曰："足太阳之筋……上挟脊，上项；其支者，别入结于舌本；其直者，结于枕骨，上头下颜……其支者，入腋下，上出缺盆，上结于完骨……足少阳之筋……循耳后，上额角，交巅上……手太阳之筋……循颈，出走太阳之前，结于耳后完骨……手少阳之筋……其支者，上曲牙，循耳前，属目外眦，上乘额，结于角……手阳明之筋……直者，上出手太阳之前，上左角，络头，下右额。"

### 二）病因病机病位

头暴露于外，易感外邪，头颈活动量大，易于损伤，风寒之邪、外伤、慢性劳损、生活习惯不良等使筋损伤，筋气聚结、阻滞，筋气不通或筋失所养而致头痛。寒主收引、凝滞，经筋受凉则紧张、拘急、痉挛、聚结，影响功能而拘急头痛，主要是足太阳、手足少阳、手足阳明、足厥阴筋、经筋、督脉经筋等，可单纯筋、经筋受病引起，也可与经脉、络脉先后、同时致病。

### （三）诊断

（1）**病史**：有疲劳、生气、失眠、焦虑、忧郁、受凉等病史。

（2）**症状**：①疼痛：可呈胀痛、刺痛、冷痛、闷痛、压迫感、沉重感，疲劳、生气、失眠、焦虑、忧郁、受凉等诱发或加重。可伴有头晕、恶心、呕吐、烦躁易怒、心慌、气短、恐惧、耳鸣、失眠、多梦、颈部僵硬等。②头痛部位：两侧、后枕部、头顶部、前额或全头部。③程度：可以隐痛、微痛、也可剧痛。④时间：可呈阵发性，也可持续性。

（3）**头痛经脉分类**：根据疼痛部位，进行辩证分经，为循经选穴治疗打下基础。①阳明头痛：疼痛部位在额角、眉棱、鼻根部。②少阳头痛：疼痛部位在头侧部。③太阳头痛：疼痛部位在后枕部，下连于项。④厥阴头痛：疼痛部位巅顶部，下连于目。

（4）**体征**：两侧颞部、后枕部等多有压痛。

### （四）治疗

刺筋疗法治疗筋性头痛，疗效较好，对一般头痛也有作用，具有一定的即时、远期效果，也可配合其他刺法。

#### 1. 恢刺

（1）**部位**：①头后枕痛：后头部、颈部筋结压痛点，以头颈结合部为主。②头侧痛：头侧部、头颈结合侧部筋结压痛点，可有多个，以颞部、耳后部等为主。③额颅痛：额面部筋结压痛点。④巅顶痛：巅顶部筋结压痛点。⑤头正中痛：督脉正中部筋结压痛点。

（2）**刺法**：根据头痛部位选择所属筋结压痛点，圆利针刺入，施以举之前后的运针手法，也可刺入后活动局部，以增强针感，多点依次针刺，5～7天1次。

**2. 关刺**

（1）**部位**：①头后枕痛：后头部、颈部筋结压痛点，以头颈结合部为主。②头侧痛：头侧部、头颈结合侧部筋结压痛点，可有多个，以颞部、耳后部等为主。③额颅痛：额面部筋结压痛点。④巅顶痛：巅顶部筋结压痛点。⑤头正中痛：督脉正中部筋结压痛点。

（2）**刺法**：根据头痛部位选择所属筋压痛点，圆利针刺入，筋压痛点朝不同方向提插，以增强针感，多点依次针刺，5～7天1次。也可左手固定筋压痛点，右手毫针持针刺入，于左手下压痛部位施以提插捻转手法，以增强针感，多点依次针刺，1天1次。

**3. 燔针劫刺**

适于寒性头痛，或拘急挛缩性头痛。

（1）**部位**：①头后枕痛：后头部、颈部、小腿、踝部筋结压痛点。②头侧痛：头侧部、头颈结合侧部、上下肢外侧筋结压痛点，可有多个。③额颅痛：额面部、上下肢前外侧筋结压痛点。④巅顶痛：巅顶部筋结压痛点。⑤头正中痛：督脉正中部筋结压痛点。

（2）**刺法**：根据头痛部位辨证分经选取选择所属阳性筋结压痛点，毫针刺入后，针柄艾灸，留针约30分钟，1天1次；或温针后刺入，留针约30分钟；或较粗针具反复提插，不留针，2天1次；或火针烧红后快速刺入，快速拔出，多点依次进行，3天1次。

**4. 其他**

可配合经脉、络脉等针刺治疗。

### （五）典型病例

刘某某，女36岁，2015年3月就诊，患者头痛病史十六余年，十六年前因学习紧张导致头部疼痛，口服止痛片可缓解，劳累、生气均可诱发，最近因情绪不稳头痛加重，头顶及太阳穴处疼痛伴有视物模糊、恶心呕吐，诊断：紧张性头痛，查头项结合处足太阳经筋有条索结节，给予圆利针恢刺治疗，术毕患者症状消失，后颈肩部手少阳、太阳经筋条索结节处圆利针恢刺，共治疗5次，一年后随访无复发。

## 二、眩晕

### （一）概述

眩是指眼花或眼前发黑，晕是指头晕甚或感觉自身或外界景物旋转，二者常同时并见，故统称为眩晕。轻者闭目即止，重者如坐车船，旋转不定，不能站立，或伴有恶心、呕吐、汗出，甚则昏倒的病证，又称头眩、掉眩、冒眩、风眩等，为各种原因所致经脉不通、不畅，脑失所养所致。本病多见于现代医学中的内耳性眩晕（美尼埃病、晕动症等）、脑性眩晕（高血压、低血压、动脉硬化等）、神经官能症、贫血、颈椎病（椎动脉型、交感神经型）等病。

### （二）病因病机

#### 一）相关筋、经筋

##### 1. 筋

头后下、侧下为肌肉、肌腱、韧带、筋膜等附着处，也是筋汇聚处，头其他部位肌肉较多、较小，筋也较多，筋气易于聚结，与眩晕关系密切。

##### 2. 相关经筋循行、病证

《灵枢·经筋第十三》曰："足太阳之筋……上挟脊，上项；其支者，别入结于舌本；其直者，结于枕骨，上头下颜，结于鼻……其支者，入腋下，上出缺盆，上结于完骨……足少阳之筋……循耳后，上额角，交巅上……手太阳之筋……循颈，出走太阳之前，结于耳后完骨……手少阳之筋……其支者，上曲牙，循耳前，属目外眦，上乘颔，结于角。"

**二）病因病机病位**

头暴露于外，易感外邪；头颈活动量大，易于损伤，风寒之邪、外伤、慢性劳损、生活习惯不良等使筋损伤，筋气聚结，瘀血阻滞，筋气不通或脑失所养而致眩晕。寒主收引、凝滞，经筋受凉则拘急、紧张、聚结，影响脑功能而拘急眩晕，主要是足太阳、手足少阳、督脉经筋等，可单纯筋、经筋受病引起眩晕，也可经脉、络脉先后、同时致病。

## （三）诊断

（1）**病史**：多慢性起病，反复发作，逐渐加重史，也可见急性起病者。

（2）**症状**：头晕目眩，视物旋转，轻者闭目即止，重者如坐车船，甚则仆倒。可伴有恶心呕吐，眼球震颤，耳鸣耳聋，汗出，面色苍白等。

（3）**检查**：查血红蛋白、红细胞计数、测血压、作心电图、颈椎 X 线摄片、头部 CT、MRI 等项检查，有助于明确诊断。排除颅内肿瘤、血液病等。

## （四）治疗

眩晕为刺筋疗法的适应证，要分清引起眩晕的原因，是头部、内耳的原因，还是颈部的原因，针对性进行治疗，颈部原因所致效果较好，可配合针刺经脉、络脉、骨，也可配合腧穴筋膜扩张疗法。

1. 恢刺

（1）**部位**：头颈部、背部等筋结压痛点，以头颈结合部为主。

（2）**刺法**：头颈部、背部等筋结压痛点圆利针刺入，施以举之前后的运针手法，加强刺激，以增强针感，多点依次针刺，5 ～ 7 天 1 次。

2. 关刺

（1）**部位**：头颈部、背部等筋结压痛点。

（2）刺法：头颈部、背部等筋结压痛点圆利针刺入，圆利针刺入，筋结压痛点朝不同方向针刺，以增强针感，多点依次针刺，5～7天1次。也可左手固定筋结压痛点，右手毫针持针刺入，于左手下压痛部位施以提插捻转手法，以增强针感，多点依次针刺，1天1次。

**3. 燔针劫刺**

（1）部位：头颈部、背部等经筋压痛点。

（2）刺法：适于虚寒性患者，头颈部、背部等经筋压痛点毫针刺入后，针柄艾灸，留针约30分钟，1天1次；或温针后刺入，留针约30分钟；或较粗针具反复提插，不留针，2天1次；或火针烧红后快速刺入，快速拔出，多点依次进行，3天1次。

**4. 其他**

可配合经脉、络脉的治疗。

**（五）典型病例**

司某某，女49岁，2018年9月就诊，患者眩晕病史十余年，经过多家医疗机构检查无异常，针灸及对症治疗效果不明显，患者最近病情加重，阵法性眩晕，视物旋转，伴有恶心呕吐，诊断：眩晕症，头项结合处足太阳经筋发现有条索结节，给予圆利针恢刺治疗，术毕患者症状消失，后颈肩部手少阳、太阳经筋条索结节圆利针恢刺，治疗3次，一年后随访无复发。

# 三、面痛

## （一）概述

面痛主要是三叉神经痛，是以一侧面部三叉神经分布区内反复发作的阵发性剧烈疼痛，呈闪电样、刀割样、烧灼样、顽固性、难以忍受的剧烈性疼痛，发病骤发、骤停，说话、洗脸、刷牙或微风拂面，甚至走路时都会导致阵发性的剧烈疼痛，疼痛历时数秒或数分钟，呈周期性发作，发作间歇期同常人的病证。本病女略多于男，发病率可随年龄而增长，三叉神经痛多发生于中老年人，右侧多于左侧，与诸阳经有关。属于面痛、面风痛、面颊痛等范畴。

## （二）病因病机

### 一）相关筋、经筋

#### 1. 筋

头面部位肌肉较多、较小，筋结也较多；头后下、侧下为肌肉、肌腱、韧带、筋膜等附着处，也是筋汇聚处，其筋气聚结与面痛关系密切。

#### 2. 相关经筋循行、病证

《灵枢·经筋第十三》曰："足太阳之筋……上项；其支者，别入结于舌本；其直者，结于枕骨，上头下颜，结于鼻……其支者，入腋下，上出缺盆，上结于完骨……足少阳之筋……循耳后，上额角，交巅上……足阳明之筋……上颈，上挟口，合于頄，下结于鼻，上合于太阳，太阳为目上网，阳明为目下网；其支者，从颊结于耳前……手太阳之筋……循颈，出走太阳之前，结于耳后完骨……手少阳之筋……其支者，上曲牙，循耳前，属目外眦，上乘颔，结于角……手阳明之筋……从肩髃上颈；其支者，上颊，结于頄；直者，上出手太阳之前，上左角，络头，下右颔。"

### 二）病因病机病位

头面暴露于外，易感外邪；头颈活动量大，易于损伤；七情损伤，易阻滞气机，影响气血运行。风寒之邪、七情损伤、慢性劳损等使筋损伤，筋气聚结，瘀血阻滞，筋气不通而致面痛。寒主收引、凝滞，经筋受凉则拘急、紧张、聚结，影响头面功能而拘急疼痛，主要是手足三阳经筋和督脉筋、经筋等，可单纯筋、经筋受病引起面痛，多与经脉、络脉先后、同时致病，甚至至骨。

## （三）诊断

（1）**发病人群**：高发于中老年患者，女性多于男性。

（2）症状：疼痛多为撕裂性、刀割样、烧灼样疼痛，患者痛到难以承受。而且发作前没有征兆。说话、吃饭、洗脸、剃须、刷牙以及风吹等均可诱发疼痛发作，以致病人精神萎靡不振，行动谨小慎微，甚至不敢洗脸、刷牙、进食，说话也小心，唯恐引起发作。伴有血管、自主神经出汗、流泪、瞳孔增大、皮肤肿胀或温度升高等症状。①疼痛的部位：疼痛由面部、口腔或下颌的某一点开始扩散到三叉神经某一支或多支，以第二支、第三支发病最为常见，第一支少见。其疼痛范围绝对不超越面部中线，亦不超过三叉神经分布区域。偶尔有双侧三叉神经痛者。②扳机点：扳机点亦称触发点，常位于上唇、鼻翼、齿龈、口角、舌、眉等处。轻触或刺激扳机点可激发疼痛发作。③疼痛发作的频率：疼痛会反复发作，尤其是发作频繁的患者，其疼痛会持续好几个小时或者整天都会有疼痛，也会自行缓解，过一段时间后又会发作。

### （四）治疗

面痛为顽固性剧痛病证，刺筋有一定疗效，多能减轻症状，但要坚持治疗，并配合其他疗法，多次治疗无缓解者，可考虑手术治疗。

**1. 恢刺**

（1）部位：面部、头颈结合部、颈肩背等筋结压痛点，也可加手足三阳经四肢筋结压痛点。

（2）刺法：面部、头颈结合部、颈肩背等筋结压痛点圆利针刺入，施以举之前后的运针手法，以增强针感，多点依次针刺，5～7天1次。

**2. 关刺**

（1）部位：面部、头颈结合部、颈肩背等筋结压痛点，也可加手足三阳经四肢筋结压痛点。

（2）刺法：面部、头颈结合部、颈肩背筋结压痛点圆利针刺入，圆利针刺入，筋结压痛点朝不同方向针刺，以增强针感，多点依次针刺，5～7天1次。也可左手固定筋结压痛点，右手毫针持针刺入，于左手下压痛部位施以提插捻转手法，以增强针感，多点依次针刺，1天1次。

### 3. 燔针劫刺

（1）**部位**：面部、头颈结合部、颈肩背等经筋聚结点。

（2）**刺法**：适于虚寒性患者，面部、头颈结合部、颈肩背等经筋聚结点毫针刺入后，针柄艾灸，留针约30分钟，1天1次；或温针后刺入，留针约30分钟；或较粗针具反复提插，不留针，2天1次；或火针烧红后快速刺入，快速拔出，多点依次进行，3天1次。

### 4. 巨刺

（1）**部位**：对侧腕踝部筋结压痛点。

（2）**刺法**：对侧腕踝部筋结压痛点毫针刺入，留针约30分钟，1天1次。

### 5. 其他

可配合经脉、络脉针刺、腧穴筋膜扩张疗法。

## 四、心悸

### （一）概述

心悸是指心中悸动、惊惕不安，甚至不能自止为主要表现的病证，又称惊悸、怔忡等，多由气血阴阳亏虚，痰饮瘀血阻滞经络所致。

### （二）病因病机

#### 一）相关筋、经筋

##### 1. 筋

胸背部位肌肉较多，筋结也较多；胸背筋结，影响心脏功能，可出现心悸。

##### 2. 相关经筋循行、病证

《灵枢·经筋第十三》曰："足太阳之筋，上结于臀，上挟脊，上项……足厥阴之筋……结于阴器，络诸筋……足少阴之筋……结于阴器，循脊内挟臂，上至项，结于枕骨……手太阳之筋……循颈，出走太阳之前，结于耳后完骨……手心主之筋……结腋下，下散前后挟胁；其支者，入腋，散胸中，结于臂。其病当所过者支转筋，前及胸痛息贲……手少阴之筋……上入腋，交太阴，挟乳里，结于胸中，循臂下系于脐。其病内急，心承伏梁。"

**二）病因病机病位**

胸背筋与心脏关系紧密，七情损伤，饮食失宜，过于劳倦，筋气瘀阻，筋气不通或筋气失养，可致心悸。寒主收引、凝滞，手足少阴、厥阴、足太阳、督脉等经筋受凉则紧张、拘急、聚结，影响心脏功能而心悸，可单纯筋、经筋受病引起，多与经脉、络脉先后、同时致病，甚至至骨。

**（三）诊断**

（1）**病史：**中老年多见，多由情志刺激、惊怒、紧张、疲劳等诱发。

（2）**症状：**自觉心慌不安，心跳异常，不能自主，或快或慢，忽跳忽止，呈阵发性或持续性，伴有胸闷、心烦、头晕、失眠、乏力等。

（3）**体征：**脉象可见数、疾、促、结、代、沉、迟等。

**（四）治疗**

刺筋疗法治疗功能性心悸疗效较好，但要查清原因，分清轻重缓急，注意鉴别心肌梗死、心衰等重证。

**1. 恢刺**

（1）**部位：**后背、前胸等筋结压痛点，以上背部、胸部棘突、背俞穴处为主。

（2）**刺法：**后背、前胸等筋结压痛点圆利针刺入，施以举之前后的运针手法，以增强针感，多点依次针刺，5～7天1次。

**2. 关刺**

（1）**部位：**后背、前胸等筋结压痛点。

（2）**刺法：**后背、前胸筋结压痛点圆利针刺入，圆利针刺入，筋结压痛点朝不同方向针刺，以增强针感，多点依次针刺，5～7天1次。也可左手固定筋结压痛点，右手毫针持针刺入，于左手下压痛部位施以提插捻转手法，以增强针感，多点依次针刺，1天1次。

### 3. 燔针劫刺

（1）**部位**：后背、前胸等经筋聚结点。

（2）**刺法**：适于虚寒性患者，后背、前胸等经筋聚结点毫针刺入后，针柄艾灸，留针约30分钟，1天1次；或温针后刺入，留针约30分钟；或较粗针具反复提插，不留针，2天1次；或火针烧红后快速刺入，快速拔出，多点依次进行，3天1次。

### 4. 其他

可配合经脉、络脉的治疗。

### （五）典型病例

王某，男，41岁，2020年5月就诊，心慌、胸闷两年，两年前发现心悸、胸闷，上午较轻，下午明显，当地医院治疗无效，曾到北京某医院就诊，心脏动脉造影检查无异常，心电图显示室性早搏，给予药物治疗，无明显疗效，近一个月加重，现患者心悸、胸闷，上腹部不适，严重时干咳，伴失眠、多梦、烦躁、鼻痒、鼻塞、频繁喷嚏，早搏20～25/分，心电图检查为频发室早，诊断：心悸（早搏），圆利针胸3～7椎旁压痛、条索给予恢刺，症状当即缓解，心悸、胸闷明显减轻，早搏减为3次/分，晚上休息很好，给予圆利针任脉、督脉经筋阳性反应点等治疗6次，每次都有较明显效果，心慌、胸闷消失，偶有早搏。六个月随访，无复发，已正常工作。

## 五、咳嗽

### （一）概述

咳嗽是指外感或内伤等因素导致肺失宣肃，气逆于上，冲击气道，发出咳声或伴咯痰为临床表现的病证。有声无痰称为咳，有痰无声称为嗽，有痰有声谓之咳嗽。临床上多为痰声并见，很难截然分开，故以咳嗽并称。

## （二）病因病机

### 一）相关筋、经筋

#### 1. 筋

上胸背部、颈胸交界处肌肉、筋膜较多，筋结也较多；胸背筋结，影响肺脏功能，可出现咳嗽。

#### 2. 相关经筋循行、病证

《灵枢·经筋第十三》曰："足太阳之筋……上挟脊，上项……足阳明之筋……上腹而布，至缺盆而结……足太阴之筋……循腹里，结于肋，散于胸中；其内者，着于脊……手太阴之筋……入腋下，出缺盆，结肩前髃，上结缺盆，下结胸里，散贯贲……手心主之筋……结腋下，下散前后挟胁；其支者，入腋，散胸中，结于臂。其病当所过者支转筋，前及胸痛息贲……手少阴之筋……上入腋，交太阴，挟乳里，结于胸中，循臂下系于脐。"

### 二）病因病机病位

胸背筋与肺脏关系紧密，外邪侵袭、七情损伤，饮食失宜，过于劳倦，影响经络运行，筋气瘀阻不通，或筋气失养，都可致筋结影响气的运行，肺气逆出现咳嗽。寒主收引、凝滞，手三阴、足太阳、足阳明、太阴等经筋受凉则紧张、拘急、聚结，影响肺脏功能而咳嗽，任督脉经筋也可影响肺脏等，可单纯筋、经筋受病引起，多与经脉、络脉先后、同时致病。

## （三）诊断

（1）**症状**：咳逆有声，或伴咽痒咯痰。外感咳嗽，起病急，可伴有寒热等表证；内伤咳嗽，每因外感反复发作，病程较长，咳嗽而伴见脏腑病变。

（2）**体征**：听诊可闻及两肺野呼吸音增粗，或伴散在干湿性啰音。

（3）**检查**：①血液常规：急性期，血白细胞总数和中性粒细胞增高。

② X 片：肺部 X 摄片检查正常或肺纹理增粗。

### （四）治疗

刺筋疗法治疗久病顽固性咳嗽效果较好，尤其是治疗疑难病证及治疗新病咳嗽，需多与经脉、络脉同时针刺治疗。

**1. 恢刺**

（1）**部位：**上背、前胸、颈胸交界处等筋结压痛点，以背俞穴为主。

（2）**刺法：**上背、前胸、颈胸交界处等筋结压痛点圆利针刺入，施以举之前后的运针手法，以增强针感，多点依次针刺，5～7天1次。

**2. 关刺**

（1）**部位：**上背、前胸、颈胸交界处等筋结压痛点。

（2）**刺法：**上背、前胸、颈胸交界处等筋结压痛点圆利针刺入，圆利针刺入，筋结压痛点朝不同方向针刺，以增强针感，多点依次针刺，5～7天1次。

**3. 燔针劫刺**

（1）**部位：**上背、前胸、颈胸交界处等经筋聚结点。

（2）**刺法：**上背、前胸、颈胸交界处等经筋聚结点毫针刺入后，针柄艾灸，留针约30分钟，1天1次；或温针后刺入，留针约30分钟；或较粗针具反复提插，不留针，2天1次；或火针烧红后快速刺入，快速拔出，多点依次进行，3天1次。

**4. 其他**

可配合经脉、络脉的治疗。

## 六、哮喘

### （一）概述

哮喘分为喘证与哮证，喘证为气息急促、呼吸困难、甚至张口抬肩、不能平卧的病证，哮证为发作时喉中哮鸣有声，呼吸急促困难、喘息不能平卧的病证，常哮喘并称，为反复发作的痰鸣气喘疾患，发作时喉中哮鸣有声，呼吸气促困难、甚至喘息不能平卧、胸闷、咳嗽等，多在夜间、清晨发作、加剧，遇异味、寒冷等诱发，多数患者可自行缓解或经治疗缓解。

### （二）病因病机

#### 一）相关筋、经筋

##### 1. 筋

上胸背部、颈胸交界处肌肉较多，筋结也较多，胸背筋结，影响肺脏功能，也可出现哮喘。

##### 2. 相关经筋循行、病证

《灵枢·经筋第十三》曰："足太阳之筋……上挟脊，上项……足阳明之筋……上腹而布，至缺盆而结……足太阴之筋……循腹里，结于肋，散于胸中；其内者，着于脊……手太阴之筋……入腋下，出缺盆，结肩前髃，上结缺盆，下结胸里，散贯贲……手心主之筋……结腋下，下散前后挟胁；其支者，入腋，散胸中，结于臂。其病当所过者支转筋，前及胸痛息贲……手少阴之筋……上入腋，交太阴，挟乳里，结于胸中，循臂下系于脐。"

#### 二）病因病机病位

胸背筋与肺脏关系紧密，气候异常、外邪侵袭、七情损伤，饮食失宜，过于劳倦，筋气聚结影响气的运行，肺气阻滞气道出现哮喘。寒主收引、凝滞，手三阴、任脉、足太阳、足阳明、太阴等经筋受凉则紧张、拘急、聚结，影响肺脏功能而哮喘，督脉经筋也可影响肺的功能等，可单纯筋、经筋受病引起，多与经脉、络脉先后、同时致病。

### （三）诊断

（1）**病史**：哮喘发作史。

（2）**症状**：发作性伴有哮鸣音的呼气性呼吸困难或发作性咳嗽、胸闷，严重者被迫采取坐位或呈端坐呼吸，干咳或咳大量白色泡沫痰，严重哮喘发作时常有呼吸费力、大汗淋漓、发绀、胸腹反常运动、心率增快、奇脉等体征。哮喘症状可在数分钟内发作，经数小时至数天，用支气管舒张剂或自行缓解。某些患者在缓解数小时后可再次发作，夜间及凌晨发作和加重是哮喘的特征之一。

（3）**体征**：发作期胸部呈过度充气状态，胸廓膨隆，叩诊呈过清音、哮鸣音，呼气延长。

（4）**检查**：①血液常规：可有嗜酸性粒细胞增高，并发感染者可有白细胞数增高，分类中性粒细胞比例增高。②痰液检查：涂片可见较多嗜酸性粒细胞。③肺功能检查：缓解期肺通气功能多数在正常范围，哮喘发作时，可有肺活量减少、残气量增加、功能残气量和肺总量增加，残气占肺总量百分比增高。经过治疗后可逐渐恢复。④血气分析：哮喘严重发作时血气分析可有缺氧，$PaO_2$ 和 $S_aO_2$ 降低，由于过度通气可使 $PaCO_2$ 下降，pH 值上升，表现呼吸性碱中毒。如重证哮喘，病情进一步发展，气道阻塞严重，可有缺氧及二氧化碳潴留，$PaCO_2$ 上升，表现呼吸性酸中毒。如缺氧明显，可合并代谢性酸中毒。⑤胸部 X 线检查：早期哮喘发作时可见两肺透亮度增加，呈过度充气状态；缓解期多无明显异常，如并发呼吸道感染，可见肺纹理增加及炎症性浸润阴影。同时要注意肺不张、气胸或纵隔气肿等并发症的存在。

## （四）治疗

哮喘为疑难病症，刺筋疗法用以缓解期的治疗，刺法与咳嗽基本相同，多作为配合疗法，治疗时间更长。

**1. 恢刺**

（1）**部位**：上背、前胸、颈胸交界处等筋结压痛点。

（2）**刺法**：上背、前胸、颈胸交界处等筋结压痛点圆利针刺入，施以举之前后的运针手法，以增强针感，多点依次针刺，5～7 天 1 次。

2. 关刺

（1）部位：上背、前胸、颈胸交界处等筋结压痛点。

（2）刺法：上背、前胸、颈胸交界处等筋结压痛点圆利针刺入，圆利针刺入，筋结压痛点朝不同方向针刺，以增强针感，多点依次针刺，5～7天1次。

3. 燔针劫刺

（1）部位：上背、前胸、颈胸交界处等经筋聚结点。

（2）刺法：上背、前胸、颈胸交界处等经筋聚结点毫针刺入后，针柄艾灸，留针约30分钟，1天1次；或温针后刺入，留针约30分钟；或较粗针具反复提插，不留针，2天1次；或火针烧红后快速刺入，快速拔出，多点依次进行，3天1次。

4. 其他

可配合经脉、络脉的治疗。

（五）典型病例

车某某，女，65岁，2018年5月17日就诊，哮喘五十余年。患者15岁时因受凉感冒后出现哮喘，村卫生室给予对症处理后缓解，以后经常发作，现患者哮喘、胸闷、憋气、有哮鸣音，咳嗽，吐白痰，卧位有持续哮鸣音，伴有心悸，动则加重，易感冒，每感冒则哮喘加重，每天用气雾剂5～6次，查面色晦暗，胸廓膨隆，呈桶状胸，叩诊呈过清音，X线片肺纹理增加。诊断：哮喘，给予圆利针上背部督脉、足太阳经筋阳性反应点恢刺，治疗过程中，即感觉呼吸通畅，治疗后症状明显缓解，一周后复诊告气雾剂已不用，症状明显减轻，前后复诊16次，又在任脉、督脉阳性治疗点圆利针恢刺，晚上哮鸣音已无，可进行正常生活，没有发作，后又在上述阳性反应点埋线治疗5次，诸症消失，两年随访，感觉良好，没再复发。

# 七、胁痛

## （一）概述

胁痛是以一侧或两侧胁肋部疼痛为主的病证，多见于肋间神经痛、急慢性胆囊炎、急慢性肝炎等病，刺筋治疗是内脏以外的体壁胁痛病证。

## （二）病因病机

### 一）相关筋、经筋

#### 1. 筋

胁部位肌肉较多，筋结也较多，也可影响胁部功能，可出现胁痛。

#### 2. 相关经筋循行、病证

《灵枢·经筋第十三》曰："足少阳之筋……其直者，上乘眇季胁，上走腋前廉，系于膺乳，结于缺盆……其病……后引尻，即上乘眇季胁痛……足太阴之筋……循腹里，结于肋，散于胸中；其内者，着于脊。其病……上引脐两胁痛，引膺中脊内痛……足厥阴之筋……上循阴股，结于阴器，络诸筋。"

### 二）病因病机病位

七情损伤，饮食失宜，外部损伤，过于劳倦，筋受损伤，筋气结聚，筋气瘀阻不通，或筋气失养，可致胁痛。寒主收引、凝滞，足厥阴、少阳、足太阴、督脉等筋、经筋受凉则紧张、拘急、聚结，可出现胁痛，可单纯筋、经筋受病引起，多与经脉、络脉先后、同时致病，甚至至骨。

## （三）诊断

（1）**病史：**多有七情内伤、饮食不节、感受湿热、胁部损伤等病史。

（2）**症状：**一侧或两侧胁肋部疼痛，可为胀痛、刺痛、隐痛、闷痛、窜痛等，伴有急躁易怒、胸闷、腹胀、嗳气、呃逆、恶心、纳呆、口苦等。

（3）**体征：**局部可有压痛。

（4）**辅助检查**：血常规、B超、肝功能等有助诊断。

## （四）治疗

胁痛为刺筋疗法的适应证，各种原因引起都有较好疗效，一侧胁痛者一侧治疗，双侧胁痛双侧同时治疗，但要分清胁痛原因，结合对因治疗，可配合经脉、络脉针刺，注意不可过深，损伤内脏。

**1. 恢刺**

（1）**部位**：胁部、后背等筋结压痛点。

（2）**刺法**：胁部、后背等筋结压痛点圆利针刺入，施以举之前后的运针手法，以增强针感，多点依次针刺，5～7天1次。

**2. 关刺**

（1）**部位**：胁部、后背等筋结压痛点。

（2）**刺法**：胁部、后背等筋结压痛点圆利针刺入，圆利针刺入，筋结压痛点朝不同方向针刺，以增强针感，胁部刺筋要在肋骨上进行，以免损伤内脏，多点依次针刺，5～7天1次。也可左手固定筋结压痛点，右手毫针持针刺入，于左手下压痛部位施以提插捻转手法，以增强针感，多点依次针刺，1天1次。

**3. 燔针劫刺**

（1）**部位**：胁部、后背等经筋聚结点。

（2）**刺法**：适于虚寒性患者，胁部、后背等经筋聚结点毫针刺入后，针柄艾灸，留针约30分钟，1天1次；或温针后刺入，留针约30分钟；或较粗针具反复提插，不留针，2天1次；或火针烧红后快速刺入，快速拔出，多点依次进行，3天1次。

**4. 其他**

可配合经脉、络脉的治疗。

## （五）典型病例

李某某，女，68岁，2018年6月初诊，右侧胁肋部疼痛三个月，三个月前因生气导致右侧胁肋部刺痛，当地医院检查无异常，诊断为肋间神经痛，给予对症口服药物，效果不明显，今来我院就诊，诊断：胁痛（肋间神经痛），胸椎右侧椎旁查到条索结节，给予圆利针恢刺，针毕当即症状缓解，后又巩固治疗一次，临床治愈，半年随访无复发。

# 八、胃痛

## （一）概述

胃痛是指上腹胃脘部近心窝处疼痛为主的病证，又称心痛、心下痛、胃痞等，属于西医慢性胃炎、胃、十二指肠溃疡、胃肠道功能紊乱等。

## （二）病因病机

### 一）相关筋、经筋

#### 1. 筋

下背部、上腹部筋气聚结影响胃功能，可出现胃痛。

#### 2. 相关经筋循行、病证

《灵枢·经筋第十三》曰："足阳明之筋……聚于阴器，上腹而布，至缺盆而结……其病……癫疝；腹筋急，引缺盆及颊……足太阴之筋……循腹里，结于肋，散于胸中；其内者，着于脊。其病……上引脐两胁痛，引膺中脊内痛……足厥阴之筋……上循阴股，结于阴器，络诸筋。"

### 二）病因病机病位

七情损伤，饮食失宜，过于劳倦，筋气失养，或筋气聚结，筋气瘀阻不通，可致胃痛。下背部损伤，引起筋结，筋气瘀阻不通，可影响胃的功能，出现胃痛。寒主收引、凝滞，足阳明、足太阴、厥阴、任督等经筋受凉则紧张、拘急、聚结，腹部经筋聚结可出现胃痛，可单纯筋、经筋受病引起，多与经脉、络脉先后、同时致病。

## （三）诊断

（1）**症状**：上腹近心窝处胃脘部疼痛，可有胀痛、刺痛、钝痛、隐痛、闷痛、绞痛等，可为持续性，也可为阵发性，伴有恶心、不欲饮食、纳差、餐后饱胀、反酸、贫血、消瘦、乏力等。

（2）**体征**：上腹部有不同程度的压痛。

（3）**检查**：胃镜、上消化道钡餐造影、幽门螺旋杆菌检测等有助诊断。

## （四）治疗

刺筋疗法适于由筋、经筋聚结所致胃痛，针刺下背部、上腹部筋、经筋有较好疗效，其他原因所致胃痛作为辅助疗法，多与针刺经脉、络脉配合运用。

### 1. 恢刺

（1）**部位**：下背部、上腹部等筋结压痛点。

（2）**刺法**：下背部、上腹部等筋结压痛点圆利针刺入，施以举之前后的运针手法，以增强针感，上腹部针刺要浅，以免损伤内脏，多点依次针刺，5～7天1次。

### 2. 关刺

（1）**部位**：下背部、上腹部等筋结压痛点。

（2）**刺法**：下背部、上腹部等筋结压痛点圆利针刺入，圆利针刺入，筋结压痛点朝不同方向针刺，以增强针感，上腹部针刺要浅多点依次针刺，5～7天1次。也可左手固定筋结压痛点，右手毫针持针刺入，于左手下压痛部位施以提插捻转手法，以增强针感，多点依次针刺，1天1次。

### 3. 燔针劫刺

（1）**部位**：下背部、上腹部等经筋聚结点。

（2）**刺法**：适于虚寒性患者，下背部、上腹部等经筋聚结点毫针刺入后，针柄艾灸，留针约30分钟，1天1次；或温针后刺入，留针约30分钟；或较粗针具反复提插，不留针，2天1次；或火针烧红后快速刺入，快速拔出，多点依次进行，3 天 1 次。

### 4. 其他

可配合经脉、络脉的治疗。

### （五）典型病例

赵某，女，41 岁，2018 年 3 月 6 日初诊，上腹部疼痛三年余，喜温喜按，空腹疼痛加重，胃镜检查诊断为十二指肠球部溃疡，口服中西药物症状缓解不明显，并逐渐加重，诊断：胃痛，给予圆利针下背部督脉经筋压痛条索恢刺，针毕症状当即缓解，一周后复诊诉症状明显减轻，再给予圆利针腹部阳性反应点燔针劫刺治疗，配合中脘、下脘、脾俞、肝俞、足三里埋线，共治疗 6 次，症状消失，一年后随访，无复发。

## 九、腹痛

### （一）概述

腹痛是指以胃脘以下、耻骨毛际以上的部位发生疼痛为主证的病证，常见于西医肠易激综合征、消化不良、胃肠痉挛，肠粘连、肠道寄生虫等。本病指内科腹痛，多为病程较长的功能性腹痛，外科、妇科不属此列。

### （二）病因病机

#### 一）相关筋、经筋

##### 1. 筋

腰背部、下腹部筋气聚结影响腹部功能，可出现腹痛。

##### 2. 相关经筋循行、病证

《灵枢·经筋第十三》曰："足少阳之筋……后者结于尻；其直者，上乘䏚季胁，上走腋前廉……其病……后引尻，即上乘䏚季胁痛……足阳明之筋……聚于阴器，上腹而布，至缺盆而结……其病……癀疝；腹筋急，引缺盆及颊……足太阴之筋……循腹里，结于肋，散于胸中；其内者，著于脊。其病……上引脐两胁痛，引膺中脊内痛……足厥阴之筋……上循阴股，结于阴器，络诸筋。"

## （二）病因病机病位

七情损伤，饮食失宜，过于劳倦，筋气瘀阻不通，或筋气失养，可致腹痛。腰背部损伤，引起筋结，可影响腹的功能，出现腹痛。寒主收引、凝滞，足阳明、少阳、足太阴、厥阴、任督等经筋受凉则紧张、拘急、聚结，可出现腹痛，可单纯筋、经筋受病引起，多与经脉、络脉先后、同时致病。

## （三）诊断

（1）**病史**：有饮食、情志、受凉等病史。

（2）**症状**：胃脘以下、耻骨毛际以上部位疼痛，腹痛有外感、内伤、气滞、血瘀、伤食、寒热、虚实之分，若因外感，突然剧痛，伴发症状明显者，属于急性腹痛；病因内伤，起病缓慢，痛势缠绵者，则为慢性腹痛。腹痛拘急，疼痛暴作，痛无间断，坚满急痛，遇冷痛剧，得热则减者，为寒痛；痛在脐腹，痛处有热感，时轻时重，或伴有便秘，得凉痛减者，为热痛；腹痛时重时轻，痛处不定，攻冲作痛，伴胸胁不舒，腹胀、嗳气或矢气则胀痛减轻者，属气滞痛；少腹刺痛，痛无休止，痛处不移，痛处拒按，入夜尤甚，伴面色晦暗者为血瘀痛；暴痛多实，伴腹胀、呕逆、拒按等；虚痛病程较久，痛势绵绵，喜揉喜按。胁腹、两侧少腹多属肝经病证；大腹疼痛，多为脾胃病证，脐腹疼痛多，为大小肠病证；脐以下少腹疼痛，多属肾、膀胱、胞宫病证。

（3）**体征**：胃脘以下耻骨毛际以上部位可有压痛。

（4）**辅助检查**：血常规、胃肠镜、B超等有助诊断。

## （四）治疗

刺筋疗法适于筋、经筋所致腹痛，尤其久病患者，但要明确诊断，可与针刺经脉、络脉配合运用。

### 1. 恢刺

（1）**部位**：腰背部、下腹部等筋结压痛点。

（2）**刺法**：腰背部、下腹部等筋结压痛点圆利针刺入，施以举之前后的运针手法，以增强针感，下腹部针刺要浅，以免损伤内脏，多点依次针刺，5～7天1次。

### 2. 关刺

（1）**部位**：腰背部、下腹部等筋结压痛点。

（2）**刺法**：腰背部、下腹部等筋结压痛点圆利针刺入，筋结压痛点关刺，加强刺激，以增强针感，下腹部针刺要浅，多点依次针刺，5～7天1次。也可左手固定筋结压痛点，右手毫针持针刺入，于左手下压痛部位施以提插捻转手法，以增强针感，多点依次针刺，1天1次。

### 3. 燔针劫刺

（1）**部位**：腰背部、下腹部等经筋聚结点。

（2）**刺法**：适于虚寒性患者，腰背部、下腹部等经筋聚结点毫针刺入后，针柄艾灸，留针约30分钟，1天1次；或温针后刺入，留针约30分钟；或较粗针具反复提插，不留针，2天1次；或火针烧红后快速刺入，快速拔出，多点依次进行，3天1次。

### 4. 其他

可配合经脉、络脉的治疗。

### （五）典型病例

赵某某，男，36岁，2016年5月16日就诊，慢性腹痛腹泻、脓血便五年，伴有里急后重，结肠镜检查为溃疡性结肠炎，经多次中西药口服、灌肠等治疗，症状改善不明显，诊断为腹痛（溃疡性结肠炎），给予圆利针腰部足太阳经、督脉经筋阳性反应点恢刺治疗3次，临床症状明显改善，后又在腹部任脉、足阳明、太阴经筋阳性反应点等圆利针恢刺针治疗二十余次，临床症状基本消失，半年后复查症状完全消失，结肠镜检查结肠黏膜无异常发现，一年后随访，无复发。

# 第三节　风湿病证

## 一、强直性脊柱炎

### （一）概述

强直性脊柱炎（AS）是一种慢性进行性疾病，主要侵犯骶髂关节、脊柱骨突、脊柱旁软组织及外周关节，并可伴发关节外表现，严重者可发生脊柱畸形和关节强直。男性多见，男女比例为 10.6∶1，女性发病缓慢且病情较轻。发病年龄通常在 18 ～ 22 岁，30 岁以后及 8 岁以前发病者少见，为督脉病证，属于腰痛、痹证等范畴。

### （二）病因病机

#### 一）相关筋、经筋

##### 1. 筋

脊柱为左右筋汇聚处，有肌肉、肌腱、韧带、筋膜等走行，棘突、横突等为肌肉、肌腱、韧带、筋膜、关节囊等附着处，筋气易于聚结。

##### 2. 相关经筋循行、病证

《灵枢·经筋第十三》曰："足太阳之筋……上结于臀，上挟脊，上项……其直者，结于枕骨……其病……脊反折，项筋急……足阳明之筋……上循胁，属脊……足太阴之筋……其内者，著于脊……足少阴之筋……循脊内挟膂，上至项，结于枕骨，与足太阳之筋合。其病……在外者不能俯，在内者不能仰。"督脉及其经筋也循行于脊柱。

### 二）病因病机病位

强直性脊柱炎为先天正气虚弱，督阳不足，外伤、慢性劳损、受凉等使脊柱筋损伤，筋气聚结，瘀血阻滞，筋气不通或筋失所养而致脊柱疼痛、僵硬、活动受限。寒主收引、凝滞，脊柱经筋受凉则拘急、紧张、聚结，表现为督脉、足太阳、足太阴、少阴、足阳明等筋，经筋，可单纯筋、经筋受病引起，也可与经脉、络脉先后、同时致病。早期是筋包括关节囊、滑膜、肌腱、韧带发病，后期侵蚀骨骼，筋骨同病。

## （三）诊断

（1）**病史**：多发生于 10 ～ 40 岁男性，高峰年龄为 20 ～ 30 岁，40 岁以后发病者少见。女性较男性少见，病情进展比较缓慢，多有家族遗传史。

（2）**症状**：①疼痛和功能受限：初发症状常为下腰、臀、髋部疼痛和活动不便（腰僵），阴雨天或劳累后加重，休息或遇热减轻。疼痛常因腰部扭转、碰撞，或咳嗽、喷嚏而加重。持续数月即缓解消失，随着病变的进展，疼痛和腰僵均变为持续性，卧床休息后不能缓解，疼痛性质变为深部钝痛、刺痛、酸痛、冷痛或兼有疲劳感，甚至可使患者在凌晨从睡梦中痛醒。疼痛和脊柱活动受限逐渐上行扩展到胸椎和颈椎，只有少部分呈下行性发展。患者可出现胸痛、呼吸运动减弱，胸椎和肋椎关节病变可刺激肋间神经，引起肋间神经痛，易误诊为心绞痛。为减轻疼痛，患者喜欢采取脊柱前屈的姿势，日久脊柱发生驼背畸形。②其他症状：年龄较小的患者，始发症状为单侧或双侧膝肿痛、积液，部分患者早期可在大转子、坐骨结节、跟骨结节和耻骨联合等肌腱附着点出现疼痛、压痛或肿胀。约有 20% 的患者呈急骤发病，有较高的体温和明显的全身症状，脊柱、骶髂关节、膝、肩等关节均可同时被累及。如果脊柱和双侧髋、膝关节均在畸形位强直，患者多数被迫卧床不起，如勉强行走必须借助于拐杖或板凳；如强直在功能位，患者尚能直立，并能利用身体的转动和小腿关节的背屈和跖屈活动缓慢步行。部分患有复发性虹膜炎，引起复发性眼痛和视力减退。

（3）**体征**：①脊柱僵硬和姿势改变：早期可见到平腰（腰椎前凸减少或消失）及腰椎背伸受限；晚期可见到腰椎前凸反向变为后凸，脊柱各方面活动均受到限制。髋关节有内收、外展畸形，脊柱侧凸很少见到。晚期有脊柱侧凸时可见到弓弦征，即侧弯活动时，凹侧椎旁肌肉像弓弦一样紧张。患者整个脊柱发展成纤维性或骨性强直时，脊柱活动则完全丧失，脊背呈板状固定，严重者呈驼背畸形，甚至迫使站立时只能脸向地面，只可向下看不能向前看，更不能向上看，有的患者需由别人牵手引路才敢前行。②胸廓呼吸运动减少：一般认为，胸部的周径扩张度少于3cm者为阳性，表示其扩张受限，严重时可消失。③骶髂关节检查：挤压旋转骶髂关节而引起疼痛，是早期骶髂关节炎可靠的体征。检查骶髂关节多呈阳性，一般使用以下方法：a骨盆分离法：双手压患者髂前上棘向后、向外，使骶髂关节张开。b骨盆挤压法：髂骨嵴处用力向中线挤压髂骨，从而使骶髂关节受到挤压。c骶骨下压法：病人俯卧，检查者用双手压迫骶骨向前。④周围受累关节的体征：早期可见受累关节肿胀、积液和局部皮肤发热，晚期可见各种畸形，髋关节出现屈曲挛缩和内收、外展或旋转畸形，骨性强直机会多；膝可呈屈曲挛缩畸形，常可见到髋膝综合征和站立时的"Z"形姿势。⑤肌腱附着点病变体征：大转子、坐骨结节、髂骨嵴、耻骨联合和跟骨结节都能发生病变，但因其接近病变的中心发病区，症状、体征易被掩盖。而跟骨结节远离发病中心部位且位置表浅，故症状、体征易引起注意，且特别突出明显。早期即可见跟腱附着处红、肿、热、压痛、跛行，如合并跟腱前、后滑膜囊炎，则肿胀更显著。晚期，因骨质增生，可看到或触到局部骨性粗大畸形。

（4）**实验室检查**：在早期和活动期，80%的患者血沉增快，在静止期或晚期血沉多降至正常。C反应蛋白：活动期C反应蛋白普遍升高，人体白细胞抗原（HLA～B27）为阳性。

（5）**X线检查**：AS最早的变化发生在骶髂关节。该处的X线片显示软骨下骨缘模糊，骨质糜烂，关节间隙模糊，骨密度增高及关节融合。通常按 X 线片骶髂关节炎的病变程度分为 5 级：0 级正常，I 级可疑，Ⅱ 级有轻度骶髂关节炎，Ⅲ 级有中度骶髂关节炎，Ⅳ 级为关节融合强直。

## （四）治疗

刺筋疗法治疗强直性脊柱炎可减轻临床症状，无论病程长短，功能受限程度轻重，都有一定效果，后期由于韧带、肌腱、关节囊等骨化，正中部可能不能刺入，多与针刺经脉、络脉配合运用。

### 1. 恢刺

（1）部位：脊柱棘突、骶椎、椎旁、骶髂关节等筋结压痛点，根据外周关节症状，加选外周关节部筋。

（2）刺法：脊柱棘突、骶椎、椎旁、骶髂关节等筋结压痛点圆利针刺入，施以举之前后的运针手法，以增强针感，正中部不要刺入过深，多点依次针刺，5～7 天 1 次。

### 2. 关刺

（1）部位：脊柱棘突、骶椎、椎旁、骶髂关节等筋结压痛点。

（2）刺法：脊柱棘突、骶椎、椎旁、骶髂关节等筋结压痛点圆利针刺入，筋结压痛点关刺，加强刺激，以增强针感，正中部不要刺入过深，以免损伤脊髓，多点依次针刺，5～7 天 1 次。也可左手固定筋结压痛点，右手毫针持针刺入，于左手下压痛部位施以提插捻转手法，以增强针感，多点依次针刺，1 天 1 次。

### 3. 燔针劫刺

（1）部位：脊柱棘突、骶椎、椎旁等经筋聚结点。

（2）刺法：脊柱棘突、椎旁、骶椎等经筋聚结点毫针刺入后，针柄艾灸，留针约 30 分钟，1 天 1 次；或温针后刺入，留针约 30 分钟；或较粗针具反复提插，不留针，2 天 1 次；或火针烧红后快速刺入，快速拔出，多点依次进行，3 天 1 次。

**4. 巨刺**

（1）部位：胸骨、腹白线、耻骨联合等对应反应点。

（2）刺法：胸骨、腹白线、耻骨联合等对应反应点毫针刺入后，多点分次进行，1天1次。

**5. 其他**

可配合经脉、络脉的治疗。

**（五）典型病例**

乔某，男，31岁，2018年6月15日初诊，腰骶部疼痛十年，加重一个月。患者十年前出现腰骶部疼痛，尤以早晨起床时加重，活动后减轻，曾多次治疗，只有临时症状缓解，并呈进行性加重，半年前在北京某医院检查核磁共振骶髂关节融合、各椎体成竹节样变、类风湿因子阳性，HLA-B27阳性，确诊为强直性脊柱炎，经住院应用激素、免疫抑制剂等治疗，症状缓解，近一个月来又加重，现背部隆起，双侧"4"实验阳性，髋关节外展受限，不能下蹲，诊断：强直性脊柱炎，给予圆利针骶髂关节关刺、颈胸腰骶部、腹部阳性反应点圆利针恢刺，中药汤剂辩证口服、治疗一周后症状明显缓解，半年后已参加工作，巩固性治疗一年后临床症状基本消失，给予中药口服继续巩固疗效。

## 二、类风湿

### （一）概述

类风湿关节炎（RA）是一种常见的以关节组织慢性炎症为主要表现的系统性自身免疫性疾病。本病临床表现为双手、腕、膝和足关节等小关节受累为主的对称性、持续性关节炎。受累关节疼痛、肿胀、功能下降，病变呈持续、反复过程。病变关节主要病理表现为炎细胞浸润、滑膜增生、血管翳形成以及由此导致的软骨和骨的损伤，最终导致关节畸形和功能丧失。RA在我国的发病率为0.32%～0.36%，可发生于任何年龄，随着年龄增加发病率也逐步增加。一般女性多发，发病高峰在 45～50 岁。病程缠绵、反复，致残率高。属于痹病范畴，与历节病、风湿、鹤膝风等病相似。

### （二）病因病机病位

类风湿关节炎先天正气虚弱，后天七情损伤、外伤、慢性劳损、饮食失调、受凉等使关节筋损伤，筋气聚结，瘀血阻滞，筋气不通或筋失所养而致疼痛、肿胀、僵硬、活动受限。寒主收引、凝滞，关节筋、经筋受凉则拘急、紧张、聚结，表现为手足三阳、手足三阴等筋、经筋，早期可单纯关节囊、滑膜、韧带等筋、经筋受病，也可与经脉、络脉先后、同时致病，后期及骨，破坏骨质，筋骨共病，有时还可出现内脏、眼病等。

### （三）诊断

（1）**病史**：可有受凉、劳损史。

（2）**症状、体征**：好发于女性，发病率为男性的 2～3 倍，可发生于任何年龄，高发年龄为 40～60 岁。临床常见几种类型：急进型：起病急骤，病情严重，愈发愈甚，持续发展，则病情难以控制，直至关节变形致残，卧床不起，生活不能自理，约占 10%；波浪型：病情起伏，波动不稳，缠绵不休，缓解与复发交替出现，迁延多年，对机体消耗甚大，形体消瘦，影响患者情绪，此型患者占绝大多数；弛缓型：发病起始重笃，经过及时治疗，病情得到控制，然后逐渐趋向缓和、稳定，甚至自然缓解，这类病型占 10%～15%。①晨僵：晨僵是本病的重要诊断依据之一，即患者晨起后或经过一段时间停止活动后，受累关节出现僵硬，活动受限。是由于患者不活动，关节周围组织水肿所致。随着关节活动增加，组织间液逐渐吸收，而使晨僵缓解。晨僵首发生于手部关节，僵硬不适，不能握拳，随病情进展，可出现全身关节的僵硬感，晨僵的时间与病变程度相一致。②疼痛：最突出的症状是疼痛，程度与病变轻重和个体耐受性有关，常因天气变化、寒冷刺激、情绪波动、疲劳等加重。是由于滑膜炎症引起关节腔内压增高和炎症代谢产物堆积，产生对游离神经末梢过度的伤害性刺激所致。初期可表现为指、腕、趾、踝等小关节游走性疼痛。一旦关节肿胀，则疼痛开始相对固定，往往持续六周以上，而且当这个关节症状尚未消失时，另外关节又出现疼痛，即此处未消，他处又起。疼痛往往呈多发性，对称性。随着病变进展，肘、肩、膝、髋、颈椎可相继受累。活动期疼痛剧烈、持续，压痛明显，而缓解期多为钝痛。③肿胀：由于关节腔内渗出液增多，滑膜增生以及关节周围软组织炎性改变所致。关节周围均匀性肿大，少数发红。肿胀在四肢小关节显而易见，手指近端指间关节梭形肿胀是类风湿关节炎的特征性改变，多发生在中指，其次肿胀可出现在掌指关节和腕关节。④活动障碍：活动障碍为本病常见的体征。早期常由于炎性渗出、疼痛、肿胀而出现活动受限，肿胀消失后活动功能恢复正常，随着病情发展，关节周围肌肉萎缩，滑膜绒毛状增生的肉芽组织压迫和侵蚀软骨后使关节间隙变窄，而活动受限，继续发展，关节内发生纤维及骨性融合，最终使关节活动功能完全丧失。⑤关节畸形：晚期表现为关节畸形。由于关节周围肌肉、韧带等破坏，使关节产生某种特殊的畸形和运动异常。⑥皮下结节：20% 的患者出现皮下结节，多出现于关节隆突部位，如肘关节鹰嘴处，腕及指部伸侧，也可见于滑膜囊和腱鞘部位，呈圆形或卵圆形，一般直径 2～3mm，质地坚硬，无触痛，在皮下可自由移动，也可与深层组织黏附。⑦类风湿性血管炎：为血管的炎性改变，管腔狭窄，血栓形成，血管闭塞。表现为指趾坏疽、甲床瘀斑和内脏损害等。⑧其他全身并发症：常伴有全身疲乏感、食欲不振、消瘦、手足麻木和刺痛等。心脏损害表现为心包炎、心肌炎、心内膜炎和全心炎；肺损害表现为类风湿性胸膜炎、弥散性肺间质纤维化、类风湿尘肺等；眼损害表现为巩膜炎、角膜结膜炎、穿孔性巩膜软化。本病还可发生神经系统、血液系统、消化系统等多脏器损害。

（3）辅助检查：①血沉：活动期 RA 血沉明显增快，随病情缓解而下降。②C 反应蛋白：RA 时 C 反应蛋白普遍升高，与病情密切相关。③类风湿因子（RF）：RF 多阳性。④X 线检查：Ⅰ期，正常或关节端骨质疏松。Ⅱ期，关节端骨质疏松，偶有关节软骨下囊样破坏或骨侵蚀改变。Ⅲ期，明显的关节软骨下囊样破坏，关节间隙狭窄，关节半脱位等畸形。Ⅳ期，除Ⅱ、Ⅲ期改变外，并有纤维性或骨性强直。

### （四）治疗

刺筋疗法适于类风湿关节疼痛或功能障碍者，多配合其他疗法针刺，或配合药物。

**1. 恢刺**

（1）**部位**：受累关节及周围、腰背等筋结压痛点。

（2）**刺法**：受累关节及周围、腰背等筋结压痛点圆利针刺入，施以举之前后的运针手法，以增强针感，多点依次针刺，5～7天1次。

**2. 关刺**

（1）**部位**：受累关节及周围、腰背等筋结压痛点。

（2）**刺法**：受累关节及周围、腰背等筋结压痛点圆利针刺入，筋结压痛点关刺，加强刺激，以增强针感，多点依次针刺，5～7天1次。也可左手固定筋结压痛点，右手毫针持针刺入，于左手下压痛部位施以提插捻转手法，以增强针感，多点依次针刺，1天1次。

**3. 燔针劫刺**

（1）**部位**：受累关节及周围、腰背等经筋聚结点。

（2）**刺法**：受累关节及周围、腰背等经筋聚结点毫针刺入后，针柄艾灸，留针约30分钟，1天1次；或温针后刺入，留针约30分钟；或较粗针具反复提插，不留针，2天1次；或火针烧红后快速刺入，快速拔出，多点依次进行，3天1次。

**4. 巨刺**

（1）**部位**：关节等对应压痛点。

（2）**刺法**：关节等对应压痛点毫针刺入后，每次一点，多点分次进行，1天1次。

### 5. 其他

可配合经脉、络脉的治疗。

### （五）典型病例

朱某某，女，35 岁，2016 年 7 月就诊，四肢小关节疼痛六年，加重十天。患者六年前无明显诱因出现四肢小关节疼痛，有晨僵感。当地医院诊断为类风湿性关节炎，给予口服抗风湿药物治疗，病情缓解，此后病情时好时坏，间断口服抗风湿药物。十天前四肢小关节疼痛突然加重，活动困难，晨僵明显，四肢小关节疼痛、肿胀，以腕、踝关节为重，双腕疼痛、肿胀较重，活动度减小，右腕尤甚，不敢活动，吃饭、穿衣等困难，双踝关节疼痛，走路加重，查血沉 61mm/h，类风湿因子（＋），诊断：类风湿性关节炎，给予圆利针督、足太阳经筋阳性反应点恢刺，局部小关节毫针燔针劫刺，治疗 1 次疼痛明显减轻，配合中药内服、外敷治疗，疼痛、肿胀消失，活动恢复正常，前后坚持在任督二脉经筋阳性反应点圆利针恢刺，治疗半年患者已无不适，临床治愈，两年后随访，一切正常，症状没有复发。

## 三、痛风

### （一）概述

痛风是由于嘌呤代谢紊乱、血尿酸增高导致尿酸结晶沉积在关节及皮下组织而引起的一种急性关节炎、痛风结石形成，严重者可致关节畸形和活动功能障碍，临床特点是高尿酸血症。痛风性关节炎是由痛风引起的突然发生关节红肿和剧痛，多为指跖趾、外踝关节疼痛难忍，活动受限，易反复发作的病证。近年来随着生活水平的提高我国痛风发病逐年升高，成为仅次于糖尿病的代谢病。痛风的发病年龄以 40 岁左右达最高峰，属于痹证、历节风等范畴。

## （二）病因病机病位

痛风由于正气不足，饮食不节，七情损伤等使关节筋损伤，筋气聚结，瘀血阻滞，筋气不通或筋失所养而致疼痛、肿胀、活动受限，后期郁而化热，蚀及骨骼，聚于筋骨，溃烂热毒外流，以足三阴为主，初期为筋、经筋病变，或经脉、络脉同时涉及，后期及骨，也可影响多个脏腑，如脾、心、肝、肾等。

## （三）诊断

（1）**病史**：多见于中老年男性，多有饮酒和进食高蛋白食物史。

（2）**症状**：①无症状高尿酸血症：仅有血清尿酸浓度的增高而无临床症状。只有在发生关节炎时才称为痛风。②急性痛风性关节炎：起病急骤，疼痛剧烈，关节周围软组织出现明显的红肿热痛，痛甚剧烈，甚至不能忍受被褥的覆盖。大关节受累时可有关节渗液，半数以上患者首发于𧿹趾，跖趾、踝、膝、指、腕、肘关节亦为好发部位，以春秋季节多发，半夜起病者较多。③痛风石及慢性关节炎：尿酸盐在关节内沉积增多，炎症反复发作进入慢性阶段而不能完全消失，引起关节骨质侵蚀及周围组织纤维化，使关节发生僵硬、活动受限、畸形，严重影响关节功能。尿酸盐结晶在关节附近肌腱、腱鞘及皮肤结缔组织中沉积，形成黄白色、大小不一的隆起赘生物，即痛风石，可小如芝麻，大如鸡蛋或更大，典型部位为耳轮。④肾脏病变：长期痛风患者约1/3有肾损害，表现为单侧或双侧腰痛、浮肿、血压升高、尿路结石、少尿、无尿、氮质血症、肾功能衰竭等。

（3）**辅助检查**：①血尿酸测定：正常男性（261.8±59.5）／mol/L，女性（202.3±53.4）／（mol/L。痛风患者高于正常值。②X线检查：可有软组织肿胀，关节软骨缘破坏，关节面不规则，继之关节间隙狭窄，软骨下骨内及骨髓内均见痛风石沉积、骨质疏松，以致骨质呈凿孔样缺损如虫蚀，大小不一，边缘锐利呈半圆形或连续弧形，可有增生钙化，严重者骨折。

## （四）治疗

痛风为代谢性病证，刺筋疗法有一点，多配合络脉、经脉等其他疗法，并注意饮食结构。

### 1. 恢刺

（1）部位：受累关节及周围等筋结压痛点。

（2）刺法：受累关节及周围等筋结压痛点圆利针刺入，施以举之前后的运针手法，以增强针感，多点依次针刺，5～7天1次。

### 2. 关刺

（1）部位：受累关节及周围等筋结压痛点。

（2）刺法：受累关节及周围等筋结压痛点圆利针刺入，筋结压痛点关刺，以增强针感，可刺破关节囊，有瘀血邪毒流出，多点依次针刺，5～7天1次。也可左手固定筋结压痛点，右手毫针持针刺入，于左手下压痛部位施以提插捻转手法，以增强针感，多点依次针刺，1天1次。

### 3. 微铍针切刺

（1）部位：受累关节肿胀处。

（2）刺法：受累关节肿胀处，多为跗趾关节，微铍针切刺，可有瘀血、邪毒流出，症状即刻缓解，5～7天1次。

### 4. 巨刺

（1）部位：关节等对应反应点。

（2）刺法：关节等对应反应点毫针刺入后，每次一点，多点分次进行，1～2天1次。

### 5. 其他

多配合经脉、络脉的治疗。

# 第四节　五官科病证

## 三、面瘫

### （一）概述

面瘫又称周围性面瘫、周围性面神经麻痹，是指面神经核以下病变所致的面部肌肉瘫痪，口眼歪斜的病证，常发生于一侧，本病属口眼㖞斜、吊线风、口僻等范畴。

### （二）病因病机

#### 一）相关筋、经筋

**1. 筋**

头面部位肌肉较多、较小，筋结也较多；耳后下为肌肉、肌腱、韧带、筋膜等附着处，也是筋汇聚处，这些与面瘫关系密切。

**2. 相关经筋循行、病证**

《灵枢·经筋第十三》曰："足太阳之筋……其支者，别入结于舌本；其直者，结于枕骨，上头下颜，结于鼻；其支者，为目上网，下结于頄；其支者，入腋下，上出缺盆，上结于完骨……足少阳之筋……循耳后，上额角，交巅上，下走颔，上结于頄；支者，结于目眦为外维。其病……从左之右，右目不开，上过右角……足阳明之筋……上颈，上挟口，合于頄，下结于鼻，上合于太阳，太阳为目上网，阳明为目下网；其支者，从颊结于耳前。其病……卒口僻，急者目不合，热则筋纵，目不开。颊筋有寒，则急引颊移口，有热则筋弛纵，缓不胜收，故僻……手太阳之筋……结于耳后完骨；其支者，入耳中；直者，出耳上，下结于颔，上属目外眦……手少阳之筋……其支者，上曲牙，循耳前，属目外眦，上乘颔，结于角……手阳明之筋……其支者，上颊，结于頄；直者，上出手太阳之前，上左角，络头，下右额。"

## 二）病因病机病位

面部暴露于外，易感外邪，风寒之邪侵袭等使面部筋损伤，筋气聚结，瘀血阻滞，筋气不通或筋失所养而致口眼歪斜、麻木。寒主收引、凝滞，经筋受凉则拘急、紧张、聚结，影响面部功能而面瘫，主要是手足三阳筋、经筋等，可单纯筋、经筋受病引起，既有筋紧张聚结，也有筋松弛。多与经脉、络脉先后、同时致病。

## （三）诊断

（1）**病史**：可见于风吹、受凉史。

（2）**症状**：多数患者往往于清晨洗脸、漱口时突然发现一侧面颊动作不灵、嘴巴歪斜。病侧面部表情肌完全瘫痪者，前额皱纹消失、眼裂扩大、鼻唇沟平坦、口角下垂。病侧不能作皱额、蹙眉、闭目、鼓气和噘嘴等动作。鼓腮和吹口哨时，因患侧口唇不能闭合而漏气。进食时，食物残渣常滞留于病侧的齿颊间隙内，并常有口水自该侧淌下。眼有流泪、干涩、酸、胀的症状，由于泪点随下睑外翻，使泪液不能按正常引流而外溢，部分患者可有舌前2/3味觉障碍，外耳道疱疹等。可伴有头痛等，以患侧耳后为主，周围性面瘫发病率很高，而最常见者为面神经炎或贝尔麻痹。

（3）**检查**：乳突部多压痛，额部皮肤皱纹变浅或消失，眼裂的变小，上眼睑下垂，下眼睑可外翻，鼻唇沟变浅、消失，面部感觉发紧、僵硬、麻木或萎缩、人中偏斜、味觉可受累。额部平坦，皱纹一般消失或明显变浅，眉目外侧明显下垂。

## （四）治疗

面瘫为筋、经筋病证，是刺筋疗法的适应证，也是优势病种，早期宜浅刺、轻手法，对于时间较长、顽固性面瘫要用重手法恢刺、关刺，也有较好疗效、面瘫后遗症也有一定疗效，多配合经脉、络脉等其他针刺方法。

**1. 恢刺**

（1）**部位**：面部、耳后部等筋结压痛点，重者可选颈肩部筋结压痛点。

（2）**刺法**：适于久病或顽固患者，面部、耳后部等筋结压痛点小号圆利针刺入，施以举之前后的运针手法，早期用轻手法，多点依次针刺，5～7天1次。

**2. 关刺**

（1）**部位**：面部、耳后部等筋结压痛点。

（2）**刺法**：适于久病或顽固患者，面部、耳后部等筋结压痛点小号圆利针刺入，筋结压痛点关刺，早期用轻手法，多点依次针刺，5～7天1次。也可左手固定筋结压痛点，右手毫针持针刺入，于左手下压痛部位施以提插捻转手法，以增强针感，多点依次针刺，1天1次。

**3. 燔针劫刺**

（1）**部位**：面部、耳后部等经筋压痛点。

（2）**刺法**：面部、耳后部等经筋压痛点毫针刺入后，针柄艾灸，留针约30分钟，1天1次；或温针后刺入，留针约30分钟；或较粗针具反复提插，不留针，2天1次；或小号火针烧红后快速刺入，快速拔出，多点依次进行，3天1次。

**4. 巨刺**

（1）**部位**：对侧面部对应压痛点。

（2）**刺法**：对侧面部对应反应点毫针刺入，多点依次进行，留针30分钟，1～2天1次。

**5. 其他**

可配合经脉、络脉的治疗。

## 四、面肌痉挛

### （一）概述

面肌痉挛又称面肌抽搐，是以阵发性、不规则的一侧面部肌肉不自主抽搐为特征的病症，表现为一侧面部不自主抽搐，抽搐呈阵发性且不规则，程度不等，可因疲倦、精神紧张及自主运动等加重。起病多从眼部开始，然后涉及整个面部。本病多在中年后发生，常见于女性，属面风、风痉、筋惕肉眠、中风等范畴。

### （二）病因病机

#### 一）相关筋、经筋

**1. 筋**

头面部位肌肉较多、较小，筋结也较多；耳后下为肌肉、肌腱、韧带、筋膜等附着处，也是筋汇聚处，这些与面肌痉挛关系密切。

**2. 相关经筋循行、病证**

《灵枢·经筋第十三》曰："足太阳之筋……其支者，别入结于舌本；其直者，结于枕骨，上头下颜，结于鼻；其支者，为目上网，下结于頄；其支者，入腋下，上出缺盆，上结于完骨……足少阳之筋……循耳后，上额角，交巅上，下走颔，上结于頄；支者，结于目眦为外维。其病……从左之右，右目不开，上过右角……足阳明之筋……上颈，上挟口，合于頄，下结于鼻，上合于太阳，太阳为目上网，阳明为目下网；其支者，从颊结于耳前。其病……卒口僻，急者目不合，热则筋纵，目不开。颊筋有寒，则急引颊移口，有热则筋弛纵，缓不胜收，故僻……手太阳之筋……结于耳后完骨；其支者，入耳中；直者，出耳上，下结于颔，上属目外眦……手少阳之筋……其支者，上曲牙，循耳前，属目外眦，上乘颔，结于角……手阳明之筋……其支者，上颊，结于頄；直者，上出手太阳之前，上左角，络头，下右颔。"

## 二）病因病机病位

素体阴虚，七情内伤，或气血不足，易感风邪，风寒之邪侵袭等使面部筋、筋气聚结，瘀血阻滞，筋失所养而生风，致面部抽动、时有口眼歪斜。寒主收引、凝滞，经筋受凉则拘急、紧张、聚结，影响面部功能而面肌痉挛，主要是手足三阳经筋等，可单纯筋、经筋受病引起，多与经脉、络脉先后、同时致病。

## （三）诊断

（1）**病史**：中年以上女性多见。

（2）**症状**：初起多为一侧眼轮匝肌阵发性不自主的抽搐，逐渐缓慢扩展至一侧面部的其他面肌，严重者可累及同侧的颈阔肌，但额肌较少累及。抽搐的程度轻重不等，为阵发性、快速、不规律的抽搐。初起抽搐较轻，持续仅几秒，以后逐渐延长，可达数分钟或更长，而间歇时间逐渐缩短，抽搐逐渐频繁加重。严重者呈强直性，致同侧眼不能睁开，口角向同侧歪斜，无法说话，常因疲倦、精神紧张而诱发加剧。入眠后多数抽搐停止，可伴有心烦意乱、同侧头痛、耳鸣等。

（3）**检查**：各种检查多无异常。

## （四）治疗

刺筋治疗面肌痉挛早期疗效较好，所能治愈，久病有一定疗效，多与针刺经脉、络脉同时进行，平时要绝对忌酒。

**1. 恢刺**

（1）**部位**：面部、耳后部、头颈结合部等筋结压痛点，重者可选颈肩部筋结。

（2）**刺法**：面部、耳后部、头颈结合部等筋结压痛点小号圆利针刺入，施以举之前后的运针手法，早期用轻手法，多点依次针刺，5～7天1次。

**2. 关刺**

（1）**部位**：面部、耳后部、头颈结合部等筋结压痛点。

（2）**刺法**：面部、耳后部、头颈结合部等筋结压痛点小号圆利针刺入，筋结压痛点关刺，早期用轻手法，多点依次针刺，5～7天1次。也可左手固定筋结压痛点，右手毫针持针刺入，于左手下压痛部位施以提插捻转手法，以增强针感，多点依次针刺，1天1次。

**3. 燔针劫刺**

（1）**部位**：面部、耳后部等经筋压痛点。

（2）**刺法**：面部、耳后部等经筋压痛点毫针刺入后，针柄艾灸，留针约30分钟，1天1次；或温针后刺入，留针约30分钟；或较粗针具反复提插，不留针，2天1次；或火针烧红后快速刺入，快速拔出，多点依次进行，3天1次。

**4. 巨刺**

（1）**部位**：对侧面部对应反应点。

（2）**刺法**：对侧面部对应反应点毫针刺入，多点依次进行，用轻手法，留针30分钟，1～2天1次。

**5. 其他**

可配合经脉、络脉的治疗。

# 三、耳鸣耳聋

## （一）概述

耳鸣是感觉耳内有蝉鸣声、嗡嗡声、嘶嘶声等单调或混杂的响声，妨碍听觉。耳聋是听力不同程度减退或失听，合称为耳鸣耳聋。

## （二）病因病机

### 一）相关筋、经筋

**1. 筋**

耳后下、侧下为肌肉、肌腱、韧带、筋膜等附着处，也是筋汇聚处，耳周其他部位肌肉较多、较小，筋也较多，这些与耳鸣、耳聋关系密切。

## 2. 相关经筋循行、病证

《灵枢·经筋第十三》曰："足太阳之筋……其支者，入腋下，上出缺盆，上结于完骨……足少阳之筋……循耳后，上额角，交巅上……足阳明之筋……其支者，从颊结于耳前……手太阳之筋……出走太阳之前，结于耳后完骨；其支者，入耳中；直者，出耳上，下结于颔……其病……应耳中鸣，痛引颔……手少阳之筋……其支者，上曲牙，循耳前，属目外眦，上乘颔，结于角。"

### 二）病因病机病位

耳鸣、耳聋由于外感风热之邪侵袭筋脉，或七情损伤，瘀痰阻滞筋气，郁闭耳窍，或肾精不足，耳失所养所致。寒主收引、凝滞，耳部经筋受凉则拘急、紧张、聚结，影响耳功能而耳鸣、耳聋，主要是手足少阳、太阳、阳明筋、经筋，可单纯筋、经筋受病引起，多与经脉、络脉先后、同时致病，久病及骨。

## （三）诊断

（1）病史：中、老年多发。

（2）症状：突然起病，逐渐加重。可高可低，有蝉鸣、哨音、汽笛声、隆隆声、风声、拍击声、听力下降等，伴有眩晕、心烦、失眠、多梦、腰酸等。

（3）检查：耳部检查多无异常。

## （四）治疗

刺筋疗法治疗耳鸣、耳聋有一定疗效，尤其功能性耳鸣、耳聋疗效较好，器质性耳鸣、耳聋疗效不稳定，可与针刺经脉、络脉配合运用。

### 1. 恢刺

（1）部位：耳周部、颈肩部、头颈结合部等筋结压痛点，耳周部包括耳后下、耳后、耳上、耳前等。

（2）**刺法**：耳周部、颈肩部、头颈结合部等筋结压痛点小号圆利针刺入，施以举之前后的运针手法，早期用轻手法，多点依次针刺，5～7天1次。

**2. 关刺**

（1）**部位**：耳周部、颈肩部、头颈结合部等筋结压痛点。

（2）**刺法**：耳周部、颈肩部、头颈结合部等筋结压痛点小号圆利针刺入，筋结压痛点关刺，早期用轻手法，多点依次针刺，5～7天1次。也可左手固定筋结压痛点，右手毫针持针刺入，于左手下压痛部位施以提插捻转手法，以增强针感，多点依次针刺，1天1次。

**3. 燔针劫刺**

（1）**部位**：耳周部、颈肩部等经筋压痛点。

（2）**刺法**：适于虚寒性耳鸣、耳聋，耳周部、颈肩部等经筋压痛点毫针刺入后，针柄艾灸，留针约30分钟，1天1次；或温针后刺入，留针约30分钟；或较粗针具反复提插，不留针，2天1次；或火针烧红后快速刺入，快速拔出，多点依次进行，3天1次。

**4. 巨刺**

（1）**部位**：对侧耳周部、手足少阳经对应反应点。

（2）**刺法**：对侧耳周部、手足少阳经对应反应点毫针刺入，多点依次进行，用轻手法，留针30分钟，1天1次。

**5. 其他**

可配合经脉、络脉的治疗。

## （五）典型病例

邱某，女，28岁，2020年5月就诊，患者产后突发双侧耳聋伴耳鸣一年余，曾在多家医疗机构就诊，诊断为突发性耳聋，给予常规神经营养对症药物治疗效果不佳，诊断：突发性耳聋，治疗：给予圆利针耳周部、颈肩部、头颈结合部等筋结压痛点恢刺治疗，治疗一次即刻听力即有改善，耳鸣也有减轻，后给予同法巩固治疗9次，基本治愈，一年后随访无复发。

## 四、慢性咽炎

### （一）概述

慢性咽炎为咽黏膜、黏膜下及淋巴组织的慢性炎引起的咽部不适、异物感、疼痛等病证。咽炎的病变在咽喉，但病理形成与肺、肝、胃、肾有密切关系。咽炎分为慢性单纯性咽炎、慢性肥厚性咽炎、萎缩性及干燥性咽炎、慢性过敏性咽炎、慢性反流性咽炎等，本病为临床常见病，病程长，症状容易反复发作。属咽喉肿痛范畴。

### （二）病因病机

#### 一）相关筋、经筋

##### 1. 筋

头颈结合部、颈部为肌肉、肌腱、韧带、筋膜等走行弯曲处、附着处，也是筋易于聚结处，与慢性咽炎关系密切，尤其前颈部。

##### 2. 相关经筋循行、病证

《灵枢·经筋第十三》曰："足太阳之筋……其支者，别入结于舌本……手少阳之筋……走颈，合手太阳；其支者，当曲颊入系舌本……手太阴之筋……出缺盆，结肩前髃，上结缺盆。"

#### 二）病因病机病位

慢性咽炎由于七情损伤，瘀痰阻滞筋气，郁闭咽喉，或肾精不足，咽喉失所养所致。寒主收引、凝滞，咽部经筋受凉则拘急、紧张、聚结，影响咽功能而疼痛、肿胀、有异物感，经筋没有直接行于咽部，但行于咽周围，对咽炎有重要意义，主要是手足太阴、手少阳、任脉经筋。可单纯筋、经筋受病引起，多与经脉、络脉先后、同时致病。

### （三）诊断

**1. 病史：** 有用嗓过度、气候突变、环境温度及湿度变化、情志刺激病史。

（2）**症状：** 患者有连续咽部不适感 3 个月以上，可见咽部不适、异物感、痒感、灼热感、干燥感或刺激感、疼痛等。可伴有咳嗽、恶心、声音嘶哑等。

（3）**体征：** 咽部黏膜慢性充血，小血管曲张，呈暗红色，表面有少量黏稠分泌物或咽后壁多个颗粒状滤泡隆起，呈慢性充血状，咽侧索淋巴组织增厚呈条索状，或咽黏膜干燥、菲薄，覆盖脓性干痂，慢性单纯性咽炎咽黏膜慢性充血，小血管曲张，呈暗红色，表面有少量黏稠分泌物。慢性肥厚性咽炎咽后壁多个颗粒状滤泡隆起，呈慢性充血状，有时融合为一体，在淋巴颗粒隆起的顶部可形成囊状白点，破溃时可见黄白色渗出物，咽侧索淋巴组织可增厚呈条索状。慢性萎缩性咽炎或慢性干燥性咽炎咽部附有干痂，伴有口臭，见咽黏膜干燥、菲薄，重者呈鳞状、发亮，可覆盖脓性干痂。反流性咽喉炎查体同慢性单纯性及肥厚性咽炎，咽喉反流可能伴有声带小结、声带息肉而出现声嘶。

## （四）治疗

刺筋疗法治疗慢性咽炎有一定疗效，尤其病程较长、顽固性咽炎，多配合经脉、络脉的针刺。

### 1. 恢刺

（1）**部位：** 颈胸前正中部天突、后部、头颈结合部等筋结压痛点。

（2）**刺法：** 颈胸前正中部天突、后部、头颈结合部等筋结压痛点圆利针刺入，颈前部捏起皮肤斜刺、平刺，天突直刺、斜刺，在骨面进行，以防刺入过深，头颈结合部直刺、斜刺，施以举之前后的运针手法，用轻手法，多点依次针刺，5～7 天 1 次。

### 2. 关刺

（1）**部位：** 天突、后部、头颈结合部等筋结压痛点。

（2）**刺法：** 天突、后部、头颈结合部等筋结压痛点圆利针刺入，筋结压痛点关刺，早期用轻手法，多点依次针刺，5～7天1次。

**3. 燔针劫刺**

**（1）部位：**颈胸前正中部及两侧、颈后部等经筋压痛点。

**（2）刺法：**适于虚寒性慢性咽炎，颈胸前正中部及两侧、颈后部等经筋压痛点毫针刺入后，刺入要浅，针柄艾灸；或温针后刺入，留针约30分钟；或较粗针具反复提插，不留针，2天1次；或火针烧红后快速点刺，快速拔出，多点依次进行，1～2天1次。

**4. 微铍针切刺**

**（1）部位：**颈胸前正中部及两侧、后部压痛点。

**（2）刺法：**颈胸前正中部及两侧、后部压痛点微铍针浅刺过皮下筋膜有突破感即可，多点依次进行，留针30分钟，1～2天1次。

**5. 其他**

可配合经脉、络脉的治疗。

**（五）典型病例**

赵某某，女，58岁，教师，2019年5月就诊。患者咽部不适十余年，曾在多家医疗机构就诊，诊断为慢性咽炎，经过口服药物稍有缓解，症状反反复复，迁延不愈，今来就诊为慢性咽炎，给予圆利针于颈部、胸背部前后筋结压痛点恢刺，治疗一次即刻咽部清爽，后给予同法巩固治疗5次，基本治愈，一年后随访，无复发。

# 参考文献

［1］周凤梧，张灿玾．黄帝内经素问语释．济南：山东科学技术出版社，1985．

［2］王洪图，贺娟．黄帝内经灵枢白话解．北京：人民卫生出版社，2004．

［3］王洪图，贺娟．黄帝内经素问白话解．北京：人民卫生出版社，2004．

［4］田代华，刘更生．灵枢经．北京：人民卫生出版社，2005．

［5］田代华．黄帝内经素问．北京：人民卫生出版社，2005．

［6］王玉兴．黄帝内经灵枢三家注．北京：中国中医药出版社，2013．

［7］李平华，孟祥俊．黄帝内经九针疗法．北京：中国中医药出版社，2018．

［8］李平华，孟祥俊．内经针法——五体针刺疗法．北京：人民卫生出版社，2020．

［9］李平华，孟祥俊．黄帝内经针刺疗法．北京：河南科技出版社、北京名医世纪文化传媒有限公司，2021．